치매 예방을 위한
어르신들의
추억 여행
색칠놀이

치매 예방을 위한
어르신들의 추억 여행 색칠놀이

초판 1쇄 발행 | 2022년 05월 31일
초판 12쇄 발행 | 2025년 08월 10일

그린이 | 김지호

발행인 | 김선희 · 대 표 | 김종대
펴낸곳 | 도서출판 매월당
책임편집 | 박옥훈 · 디자인 | 윤정선 · 마케터 | 양진철 · 김용준

등록번호 | 388-2006-000018호
등록일 | 2005년 4월 7일
주소 | 경기도 부천시 소사구 중동로 71번길 39, 109동 1601호
　　　(송내동, 뉴서울아파트)
전화 | 032-666-1130 · 팩스 | 032-215-1130

ISBN 979-11-7029-215-9 (13650)

· 잘못된 책은 바꿔드립니다.
· 책값은 뒤표지에 있습니다.

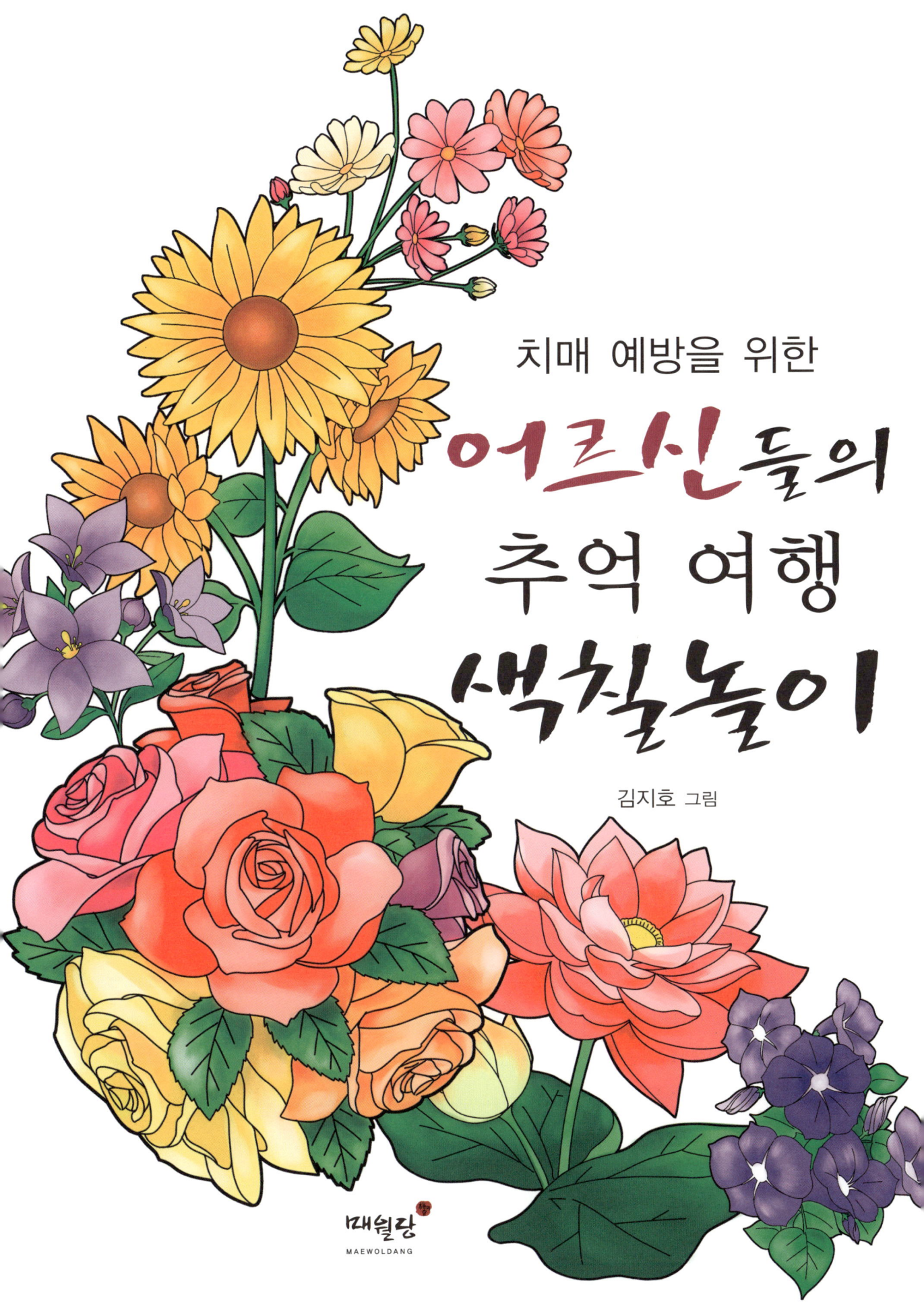

이 책을 시작하며

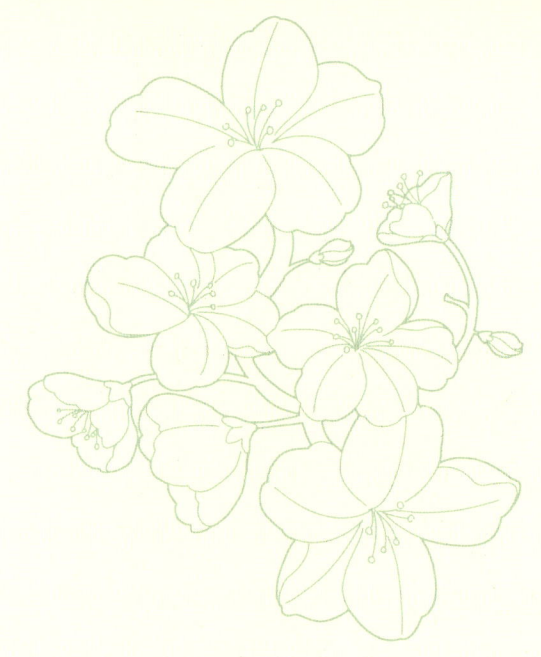

　나이가 들어감에 따라 마음과는 다르게 우리 몸은 여기저기 불편한 곳이 생겨나고 그로 인해 삶의 질은 떨어질 수밖에 없습니다. 소득 수준과 의료기술의 발전으로 한국인의 기대수명은 해마다 늘어나 2018년 기준으로 82.7세에 이르게 되었습니다. 그런데 질병 없이 건강하게 사는 기간인 건강수명은 해마다 조금씩 감소하여 2018년에는 64.4세에 불과하여, 질병을 가지고 사는 기간이 18.3년이나 됩니다. 즉, 죽기 전 거의 20여 년을 질병과 싸우다 죽는다는 것입니다. 기대수명과 건강수명의 폭이 커질수록 노후의 투병생활이 더 길어짐을 의미하는데, 우리의 건강수명이 다한 그 이후 삶의 질을 결정짓는 가장 큰 질병은 바로 치매입니다.

　보건복지부 조사에 따르면 65세 이상 노인인구 중 치매 환자가 2012년부터 해마다 20퍼센트씩 증가해서 2041년에는 200만 명을 넘어설 것으로 추산하고 있습니다. 지금도 85세 이상 노인인구 3명 중 1명은 치매를 앓고 있는데 30년 후에는 절반 이상이 앓게 된다는 것입니다. 치매가 정말 무서운 이유는 치료가 불가능하기 때문입니다. 따라서 치매는 걸리지 않는 것이 가장 효과적인 예방법입니다.

치매란 어떤 병인가

치매는 후천적으로 기억, 언어, 판단력 등 여러 영역의 인지 기능이 감소하여 일상생활을 제대로 수행하지 못하는 임상 증후군을 의미합니다. 치매에는 알츠하이머병이라 불리는 노인성 치매, 중풍 등으로 인해 생기는 혈관성 치매가 있으며, 이 밖에도 다양한 원인에 의한 치매가 있습니다.

치매와 건망증은 다릅니다. 건망증은 일반적으로 기억력의 저하를 호소하지만, 지남력(현재 자신이 놓여 있는 상황을 올바르게 인식하는 능력)이나 판단력 등은 정상이어서 일상적인 생활에 지장을 주지 않습니다. 하지만 치매는 기억력 저하뿐 아니라 물건의 이름이 금방 떠오르지 않아 머뭇거리는 언어 장애, 길을 잃고 헤매는 시공간 파악 능력 저하, 거스름돈과 같은 잔돈을 주고받는 데 자꾸 실수가 생기는 계산 능력의 저하, 꼼꼼하고 의욕적이던 성격이 매사에 무관심해지는 성격의 변화, 우울증이 생기거나 수면 장애가 발생하는 감정의 변화 등 다양한 정신 능력에 장애가 발생함으로써 지적인 기능의 지속적 감퇴가 초래됩니다.

그러므로 치매는 신경인지 기능의 점진적인 감퇴로 인해 일상생활 전반에 대한 수행 능력 장애가 초래되는 질환입니다. 현재까지 발생 기전이 확실히 규명되지 않았으며, 원인을 치료할 수 있는 치료법도 없으며 획기적인 치료제도 개발되지 못했습니다. 따라서 미리 예방하는 것이 중요합니다.

일반적으로 권장되는 것은 두뇌 회전을 많이 시킬 수 있는 놀이나 독서입니다. 건전한 수준의 게임, 바둑, 카드놀이와 같은 종합적인 인지 능력을 요구하는 놀이가 건망증을 예방하는 데 도움이 됩니다. 또 신문이나 책을 읽거나 글을 쓰는 것이 효과적인 예방법입니다. 건강한 식습관을 가지고 생선과 야채를 즐겨 먹고 적절한 운동을 병행합니다. 꾸준한 걷기 운동은 인지 기능을 유지하는 데 도움이 됩니다. 지나친 음주와 흡연을 삼가야 합니다. 술과 담배는 기억력 등의 인지 기능에 나쁜 영향을 미칩니다. 충분한 수면을 취하는 것이 좋습니다. 수면 부족은 기억력을 떨어뜨릴 수 있습니다. 메모하는 생활을 습관화하는 것이 좋습니다.

치매 예방과 치료에 효과적인 컬러링북

색깔로 마음을 치유한다는 말을 들어본 적이 있으신가요? 우리에게 색깔이 주는 효과는 의외로 많은데, 이처럼 색깔로 마음을 치유하는 방법을 '컬러테라피'라고 합니다. '색깔Color과 테라피Therapy'의 합성어인 컬러테라피는 색의 에너지와 성질을 심리 치료에 활용하여 스트레스를 완화시키는 등의 효과를 얻을 수 있는 심리 요법입니다. 요즘에는 컬러테라피 중에서도 가장 접하기 쉬운 컬러링북이 인기입니다.

컬러링북은 정교하고 섬세한 밑그림에 다양한 색을 입힐 수 있게 만들어졌는데, 오로지 색칠하는 데만 몰입하게 되어 일상적으로 겪는 스트레스를 잠시 잊고 평온한 상태를 가질 수 있게 해줍니다. 또한 컬러링북은 자신이 어떤 색을 칠하느냐에 따라 결과물이 달라지므로, 자신만의 노력과 감정으로 하나의 작품이 완성되기 때문에 창의성과 성취감을 얻게 되면서, 스트레스를 푸는 것뿐만 아니라 심리적인 효과도 얻을 수 있습니다.

빨간색은 열정과 활력을 뜻하고, 노란색은 밝고 긍정적인 느낌을 전달하여 따뜻함, 행복감과 연관되는 컬러입니다. 파란색은 내향적이고 감수성이 예민한 사람이 주로 찾는 색으로, 정서적으로 불안하고 과도하게 흥분 상태일 때 신경을 안정시켜줍니다. 또한 분홍색은 사랑스러운 느낌으로 포근함을 유발하며 고독감을 완화시키고 편안한 마음과 안정감을 심어줍니다. 초록색은 생명력과 편안함을, 보라색은 신비함과 고귀함, 치유의 감정을 느끼게 해줍니다.

매일 이 같은 다양한 색깔로 책을 채워나가면서 정신의 활력을 얻을 수 있는 것이 컬러링북의 가장 큰 장점입니다. 전문가들은 컬러링북에 색을 칠하며 몰입하는 활동만으로도 명상과 유사한 효과가 있다고 말했을 정도로 그 효과가 입증되고 있습니다. 실제 해외 언론에 따르면 컬러링북에 색을 칠하면 우울증 증상이 완화되고 불안 장애가 감소한다는 결과가 발표되기도 했습니다. 중년층 이상에서는 치매 예방의 효과까지 기대해 볼 수 있습니다.

지금 당장은 아무런 문제가 없지만 언제 찾아올지 모르는 무서운 질병 '치매'를 예방하는 차원에서, 그리고 최근 들어 기억력 저하가 의심되는 분들을 위해 만든 이 책 《치매 예방을 위한 어르신들의 추억 여행 색칠놀이》를 통해 남은 인생의 새로운 봄을 기대하며 하루하루 삶의 재미를 찾으시면 좋겠습니다.

차 례

제1장 환하게 피어나는 예쁜 꽃

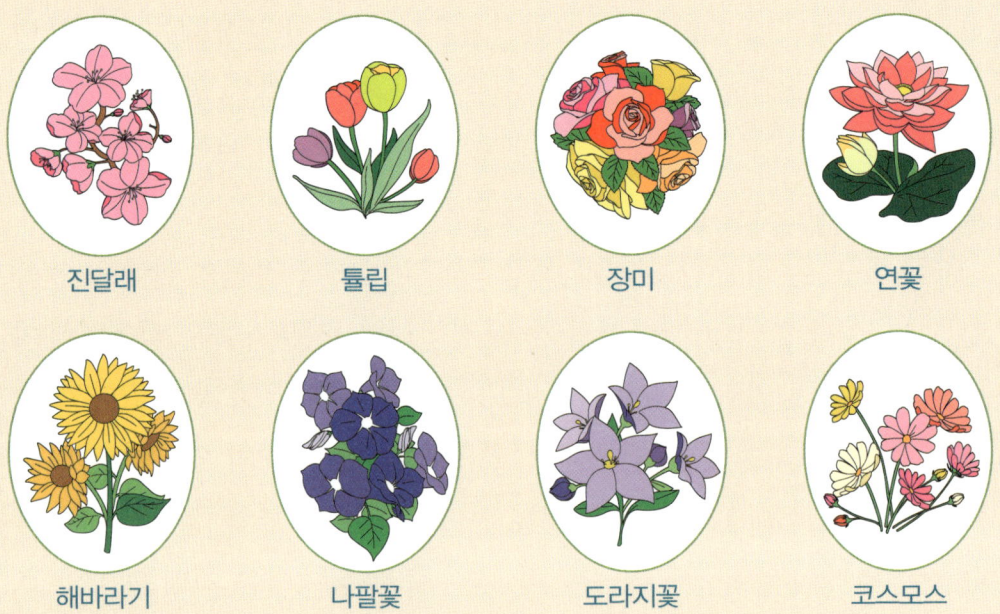

진달래 　 튤립 　 장미 　 연꽃

해바라기 　 나팔꽃 　 도라지꽃 　 코스모스

제2장 보기만 해도 먹음직스러운 맛있는 과일

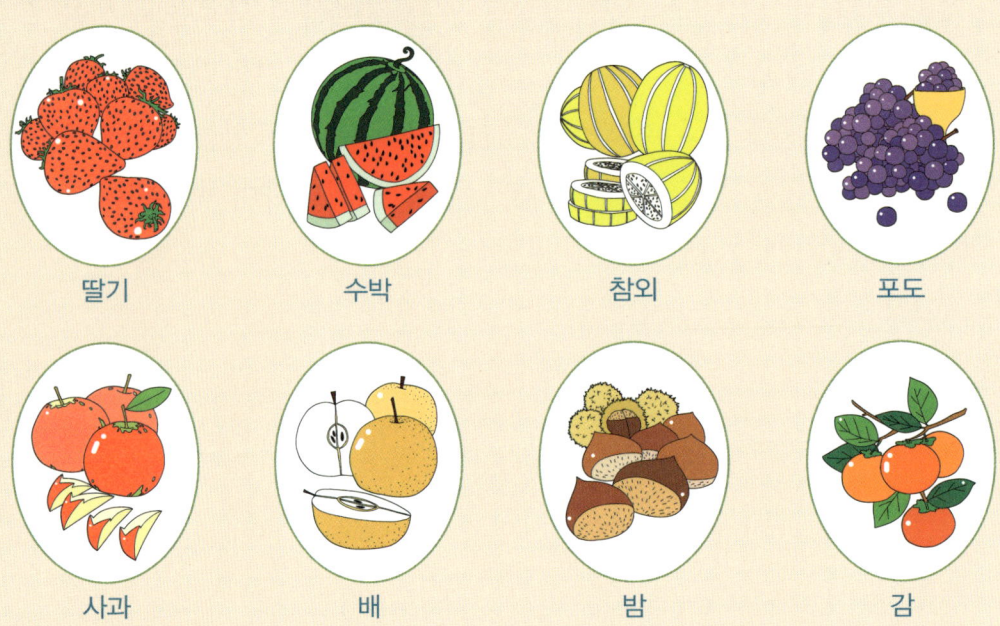

딸기 　 수박 　 참외 　 포도

사과 　 배 　 밤 　 감

제3장 그립고 또 그리운 추억 속으로

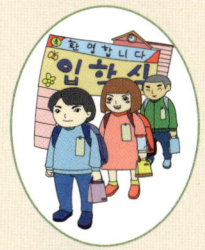
초등학교 입학식

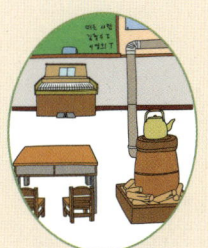
풍금이 놓인 초등학교 교실

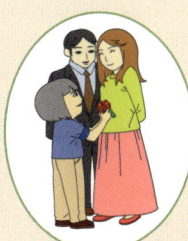
어버이날 행사

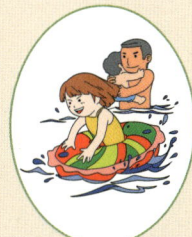
물놀이 해수욕장

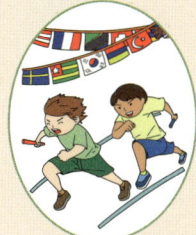
만국기 펄럭이던 운동회날

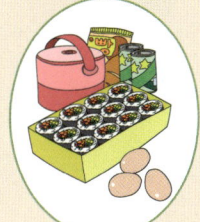
소풍 도시락

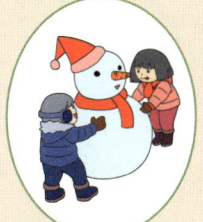
눈사람 만들기

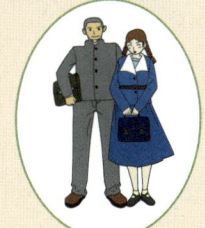
중·고등학교 교복

제4장 신나게 뛰놀던 그때 그 놀이

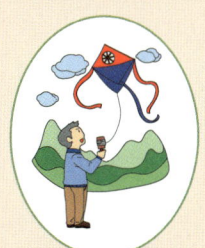
연날리기

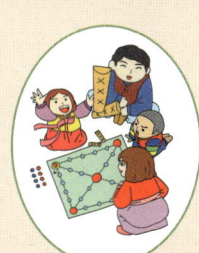
윷놀이

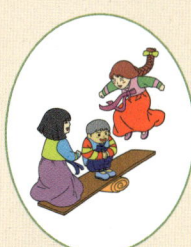
널뛰기

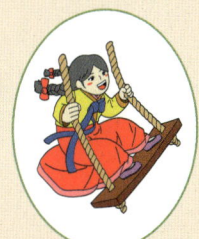
그네뛰기

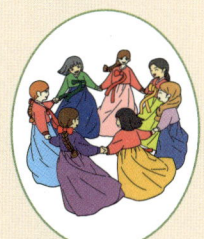
강강술래

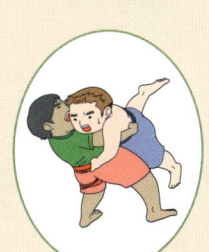
씨름

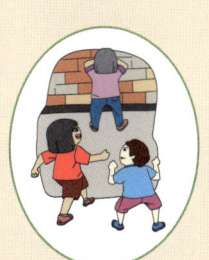
무궁화꽃이 피었습니다

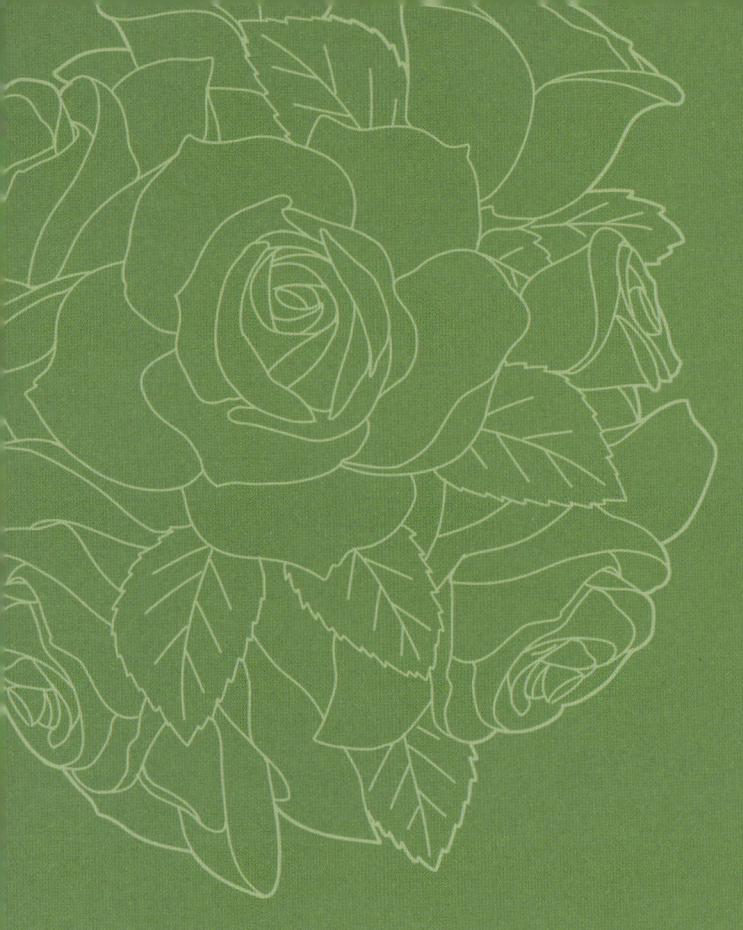

이 책을 시작하기 전에 일러두기

왼쪽 페이지의 채색된 그림은 하나의 예시이므로,
똑같이 그리지 않으셔도 됩니다.
원하는 색깔로 마음 편하게 색칠해 보세요.

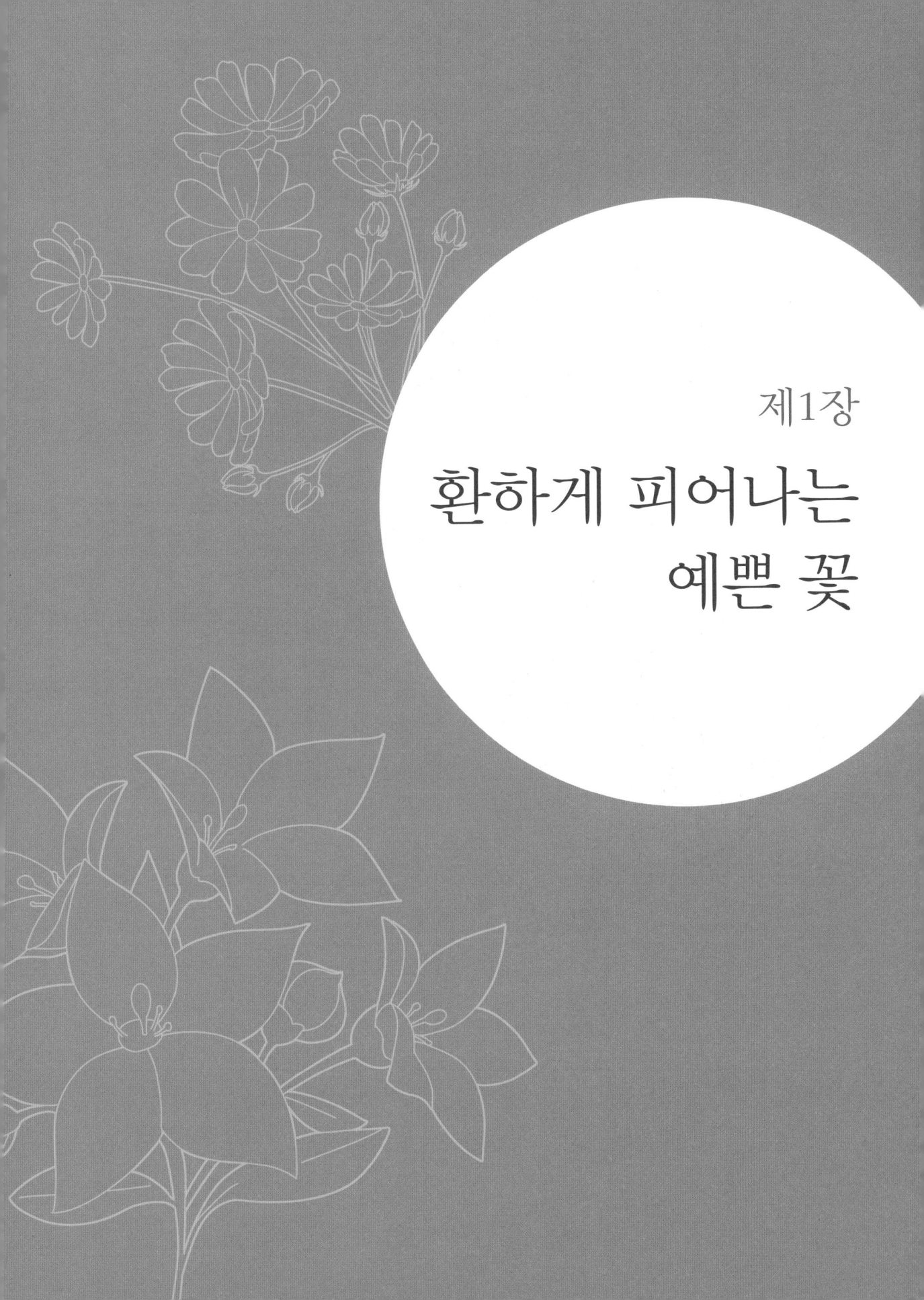

제1장

환하게 피어나는
예쁜 꽃

진달래

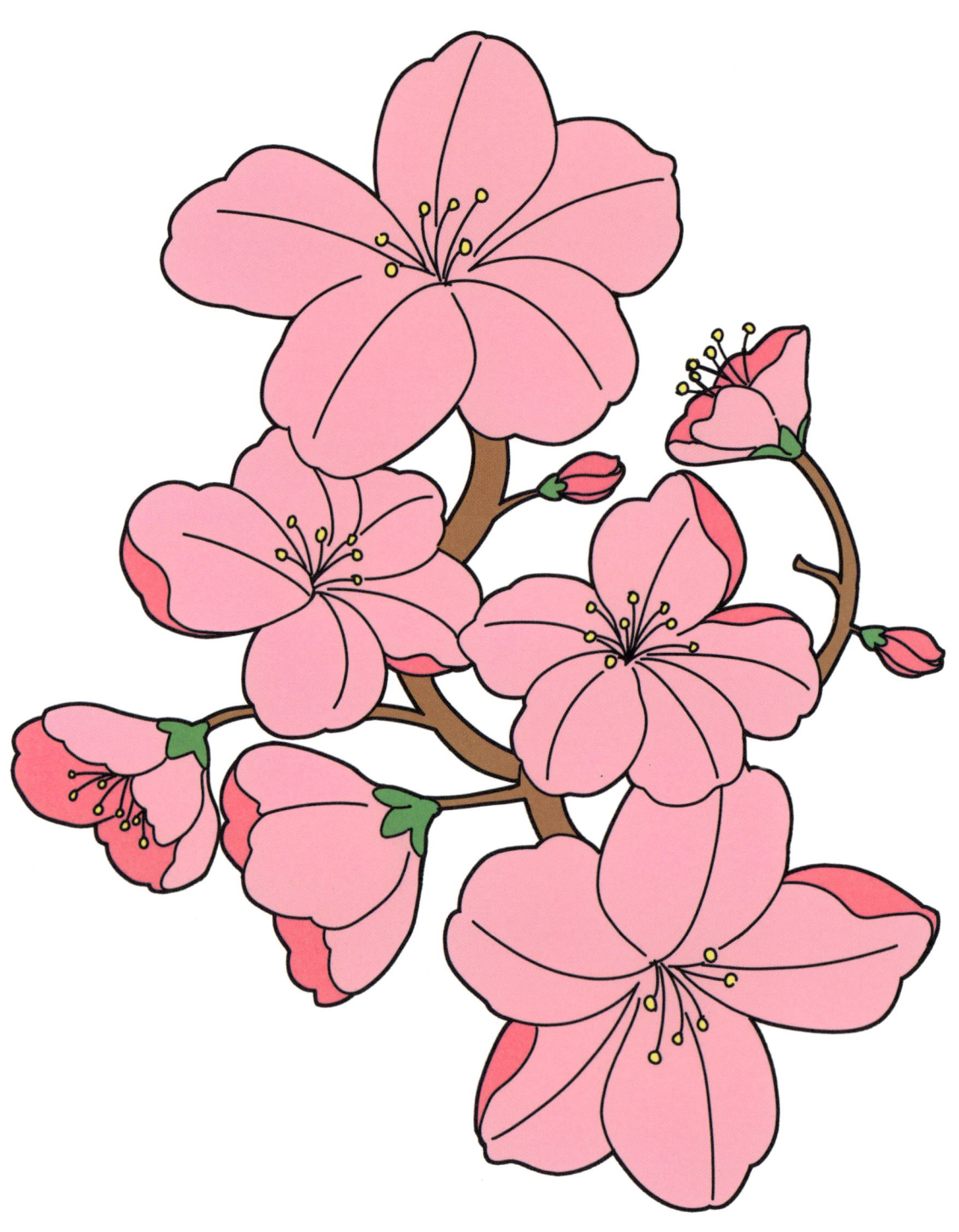

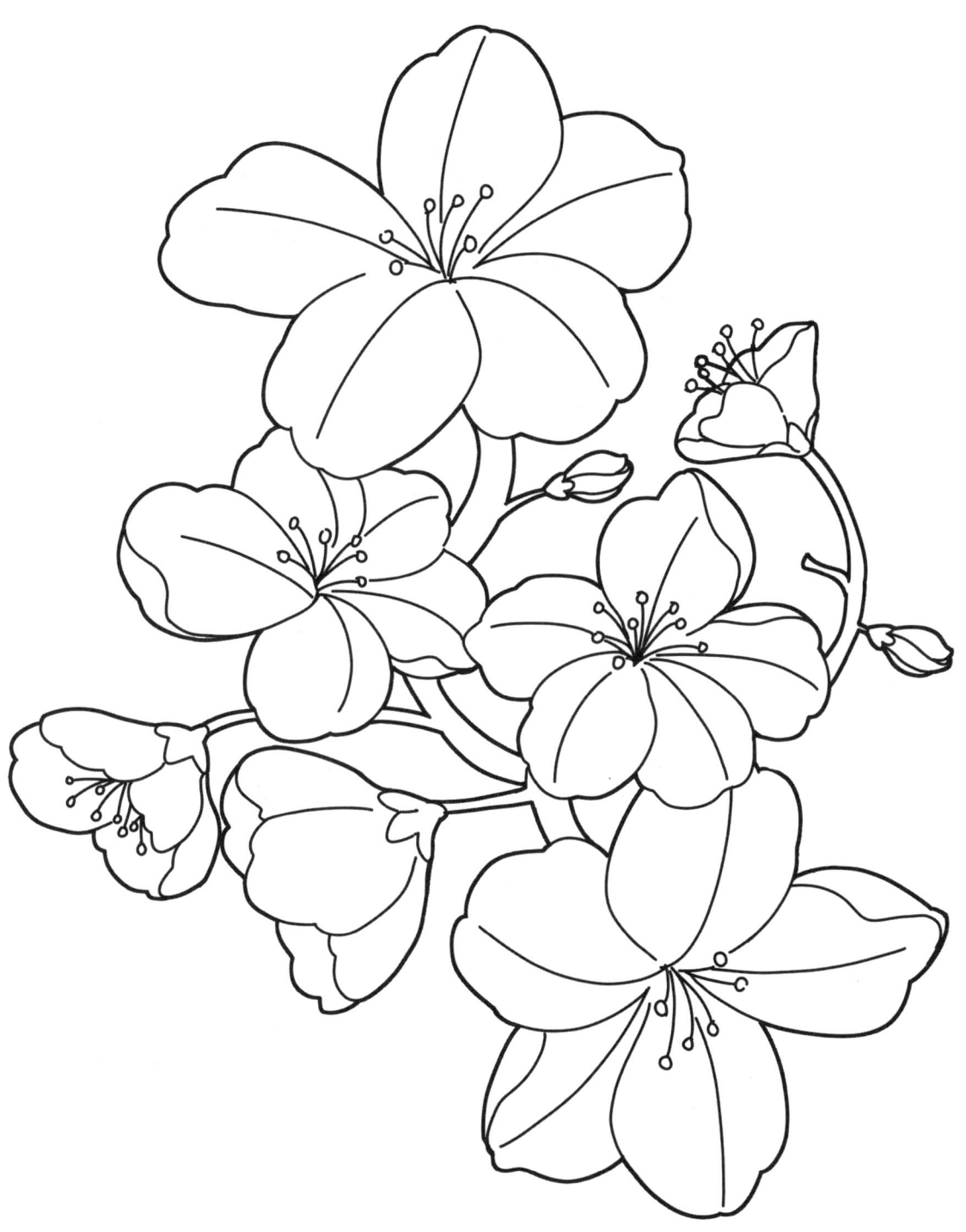

튤립

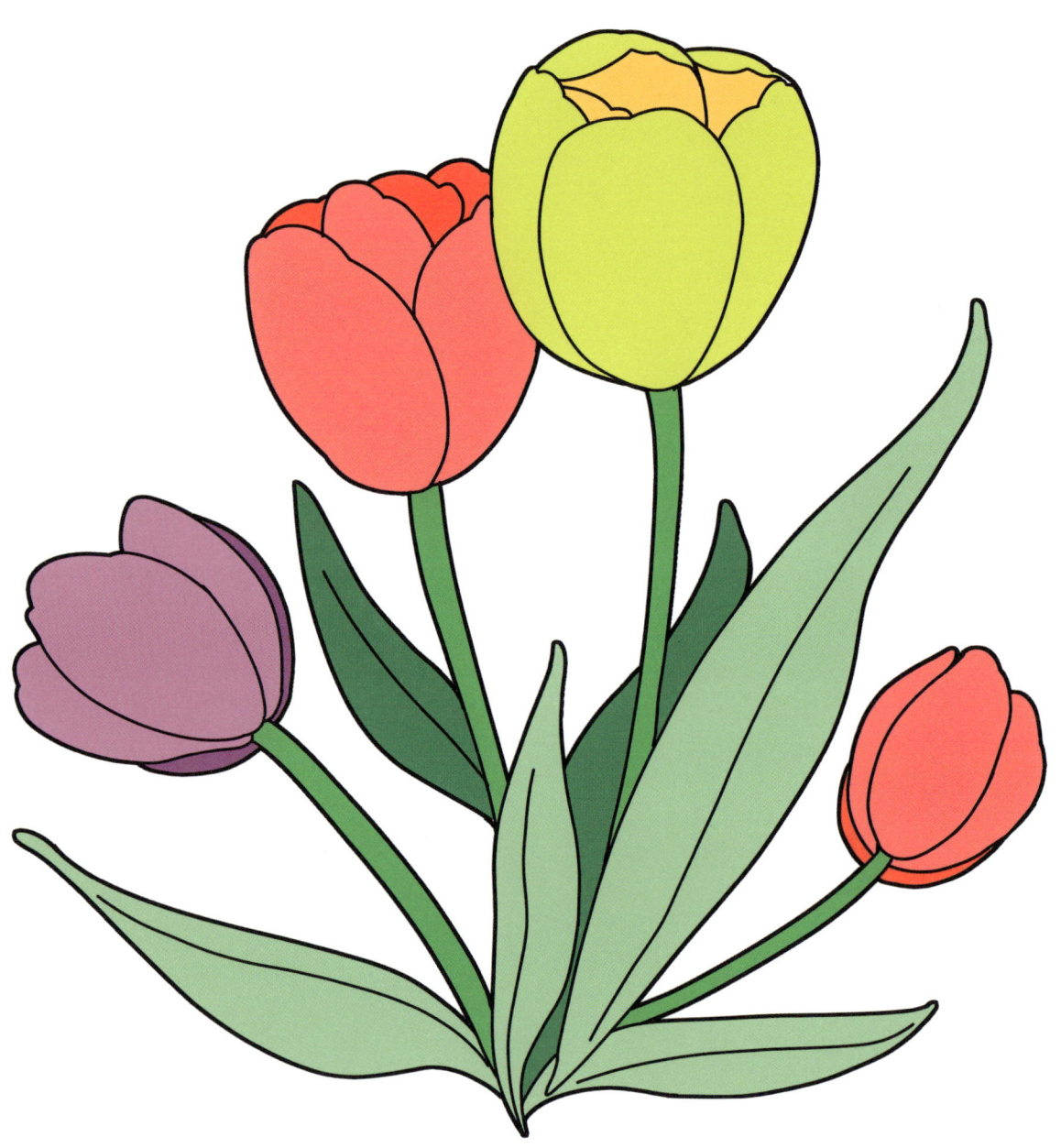

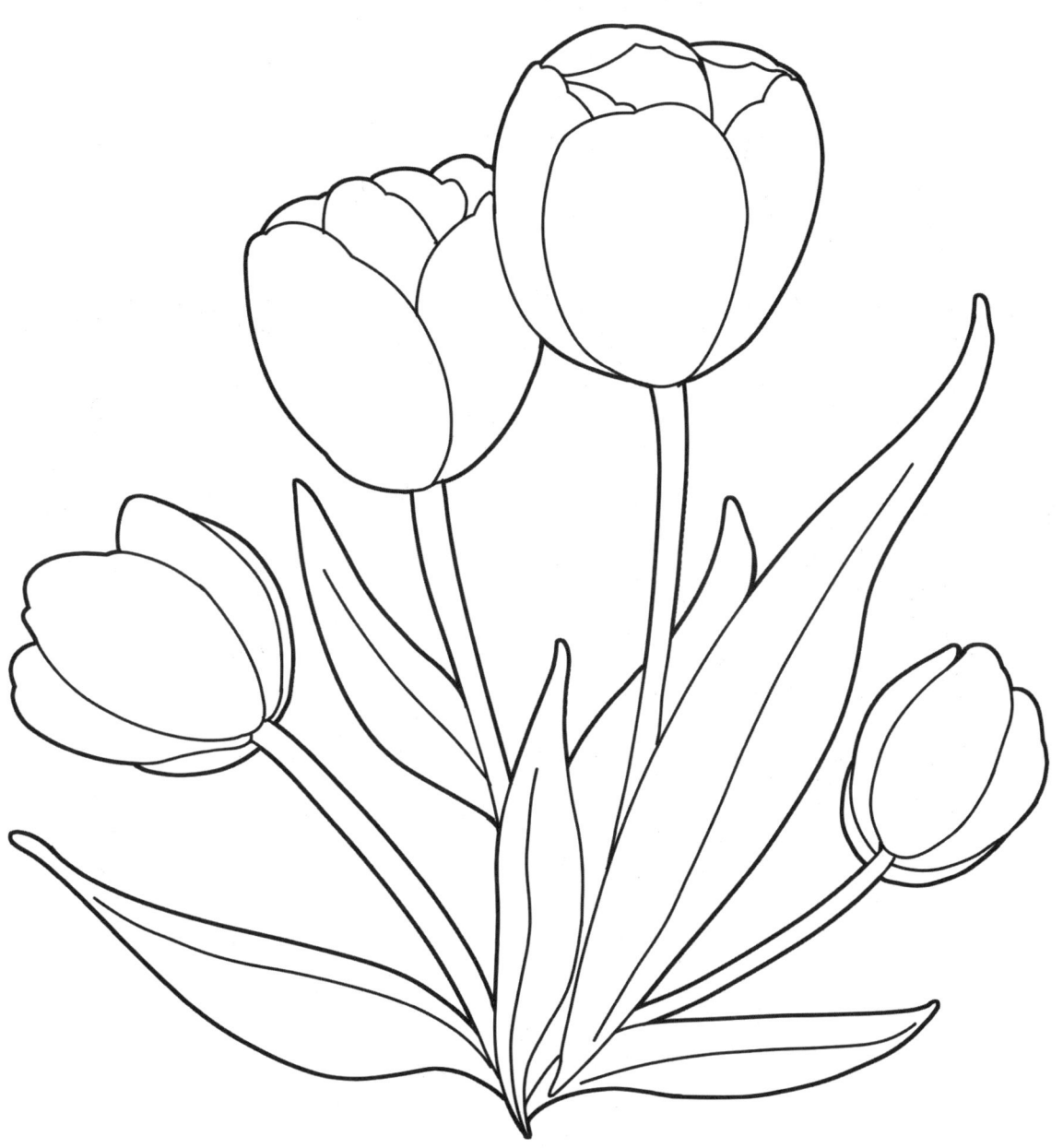

장미

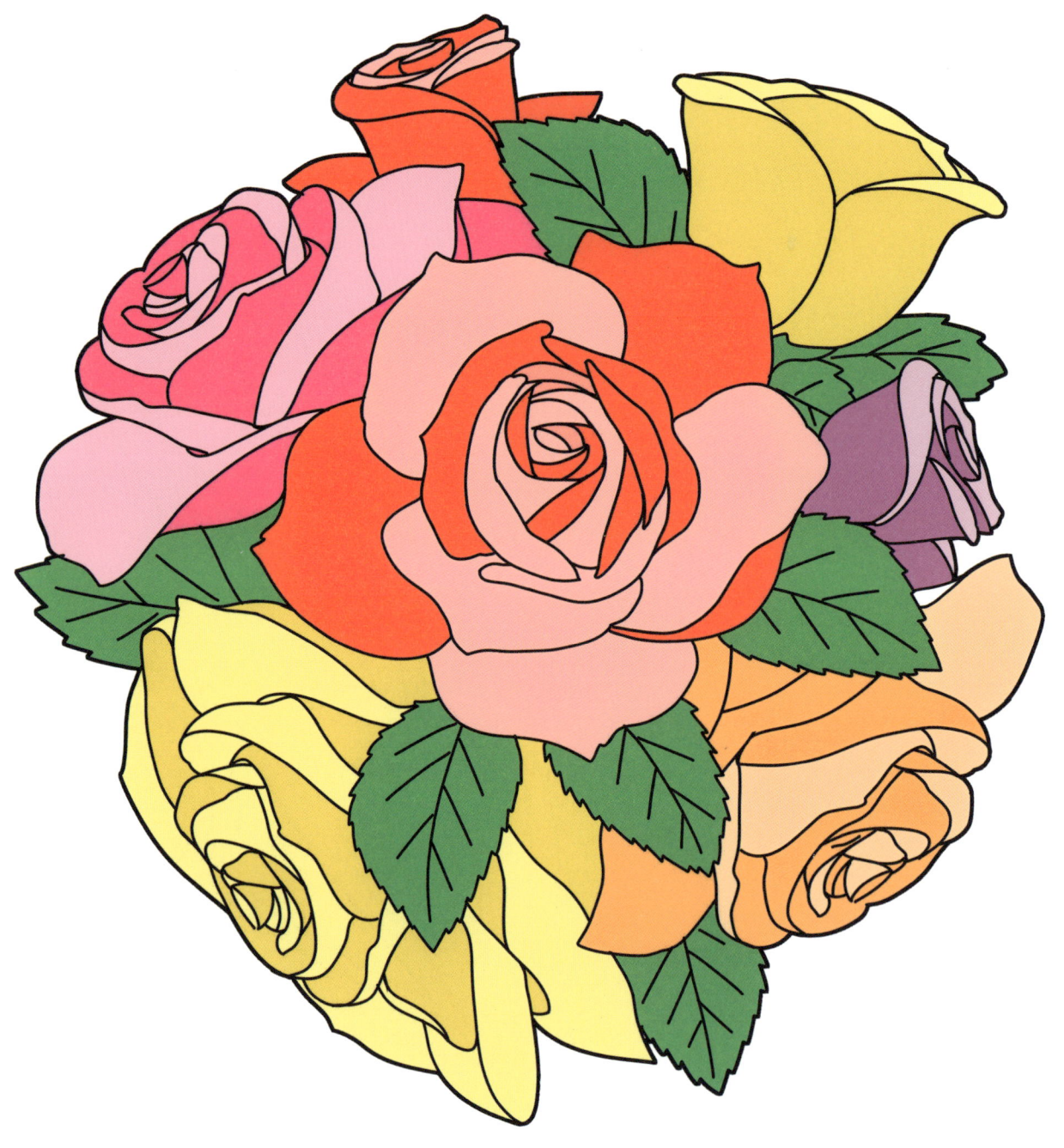

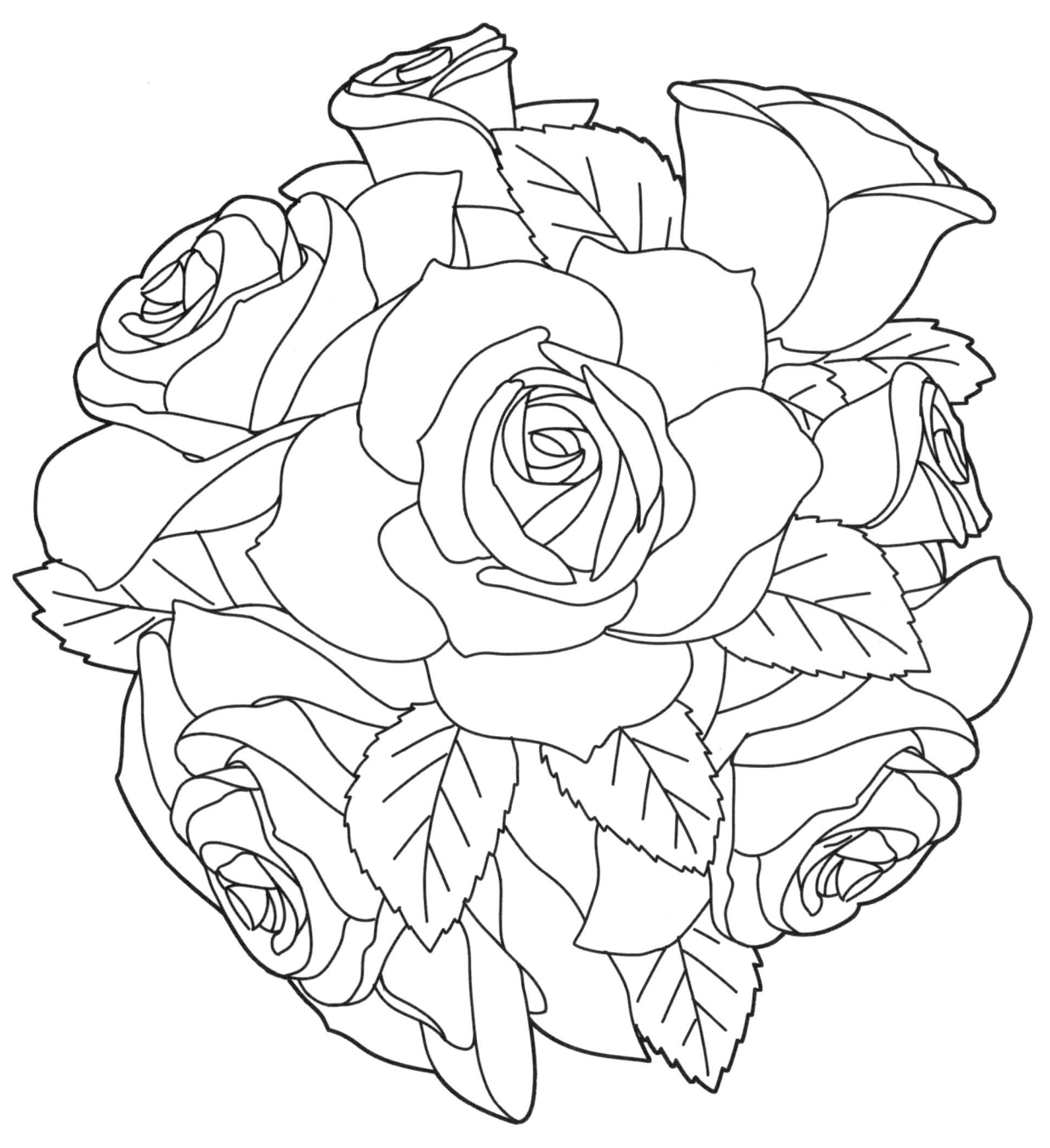

연꽃

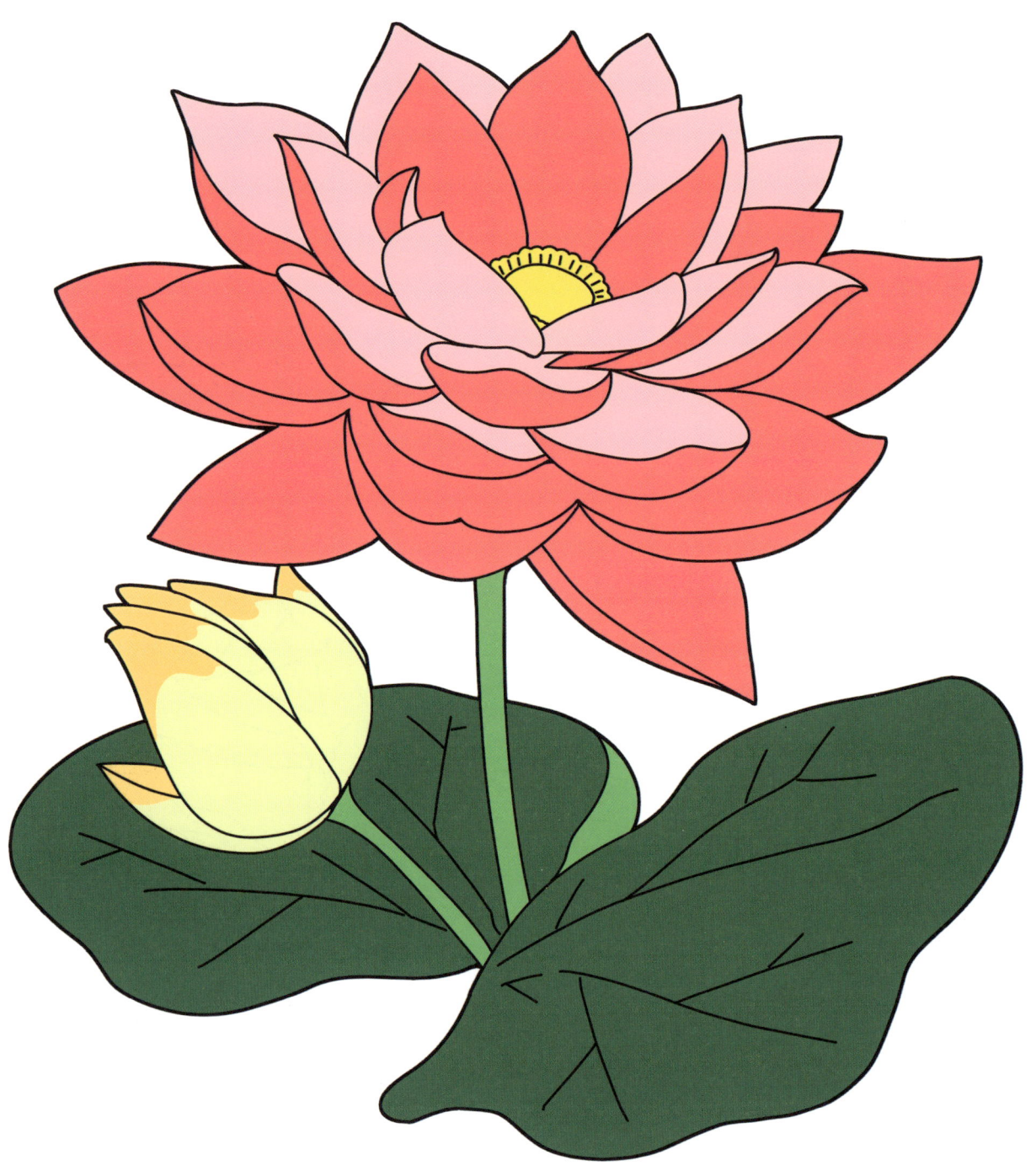

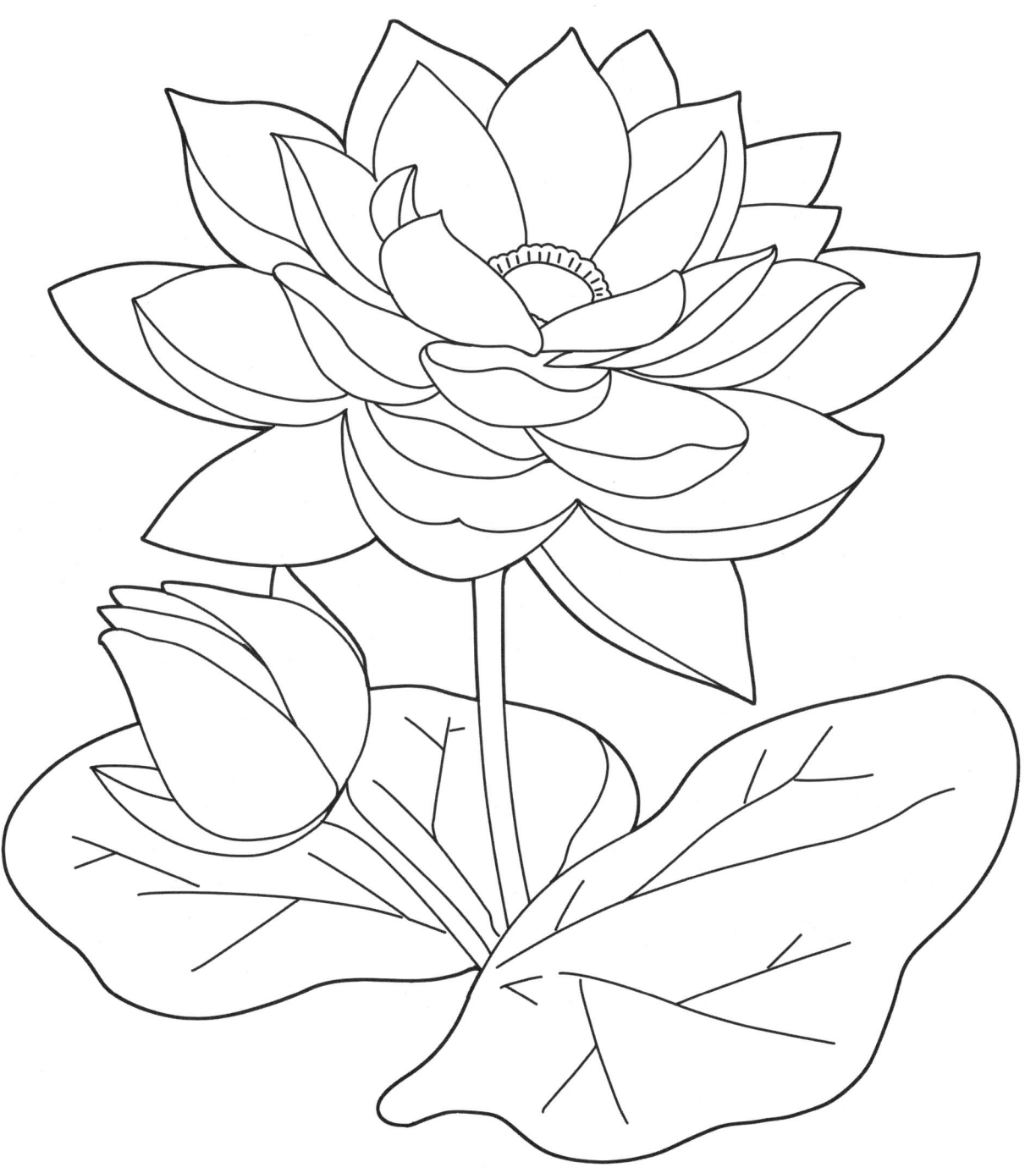

해바라기

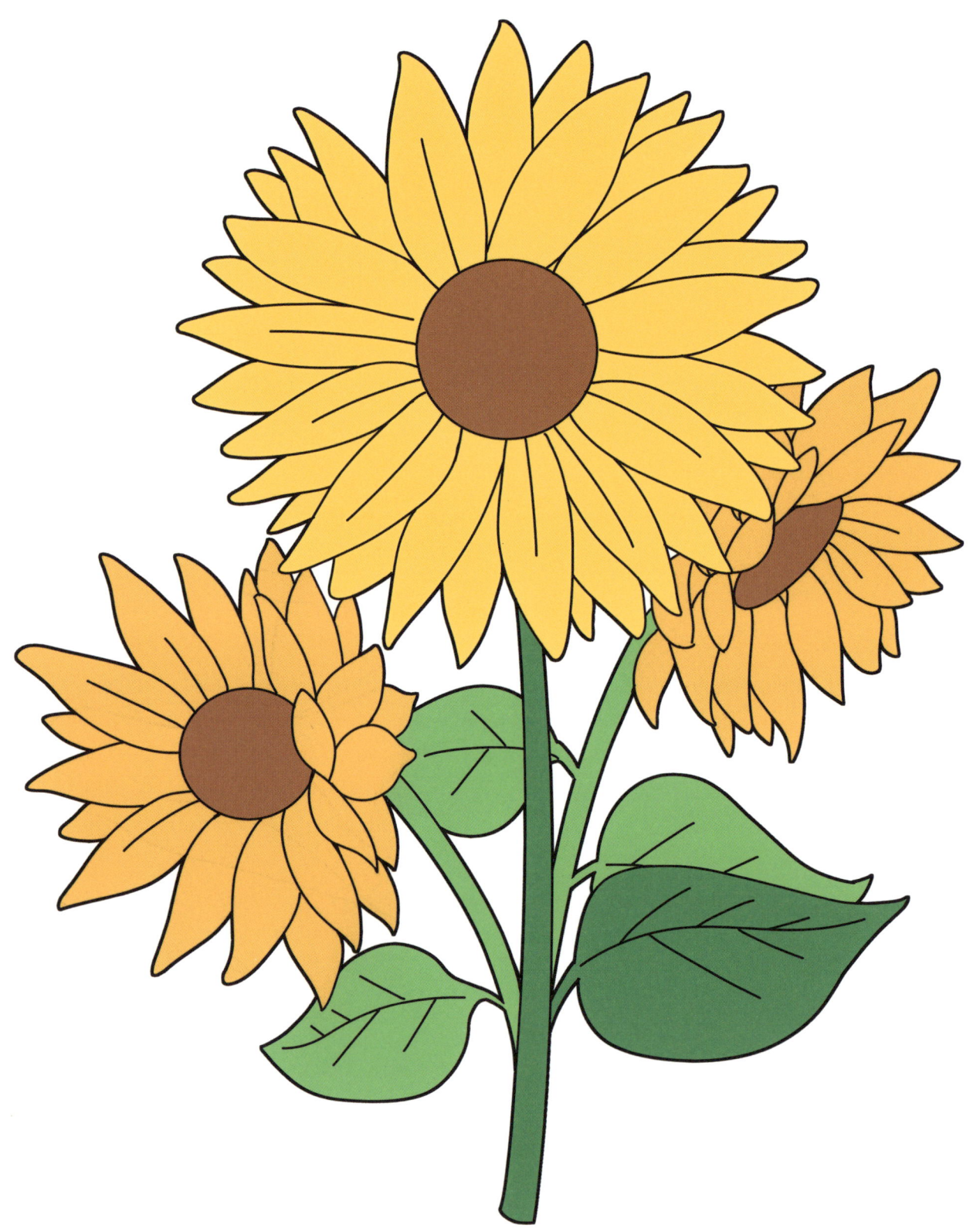

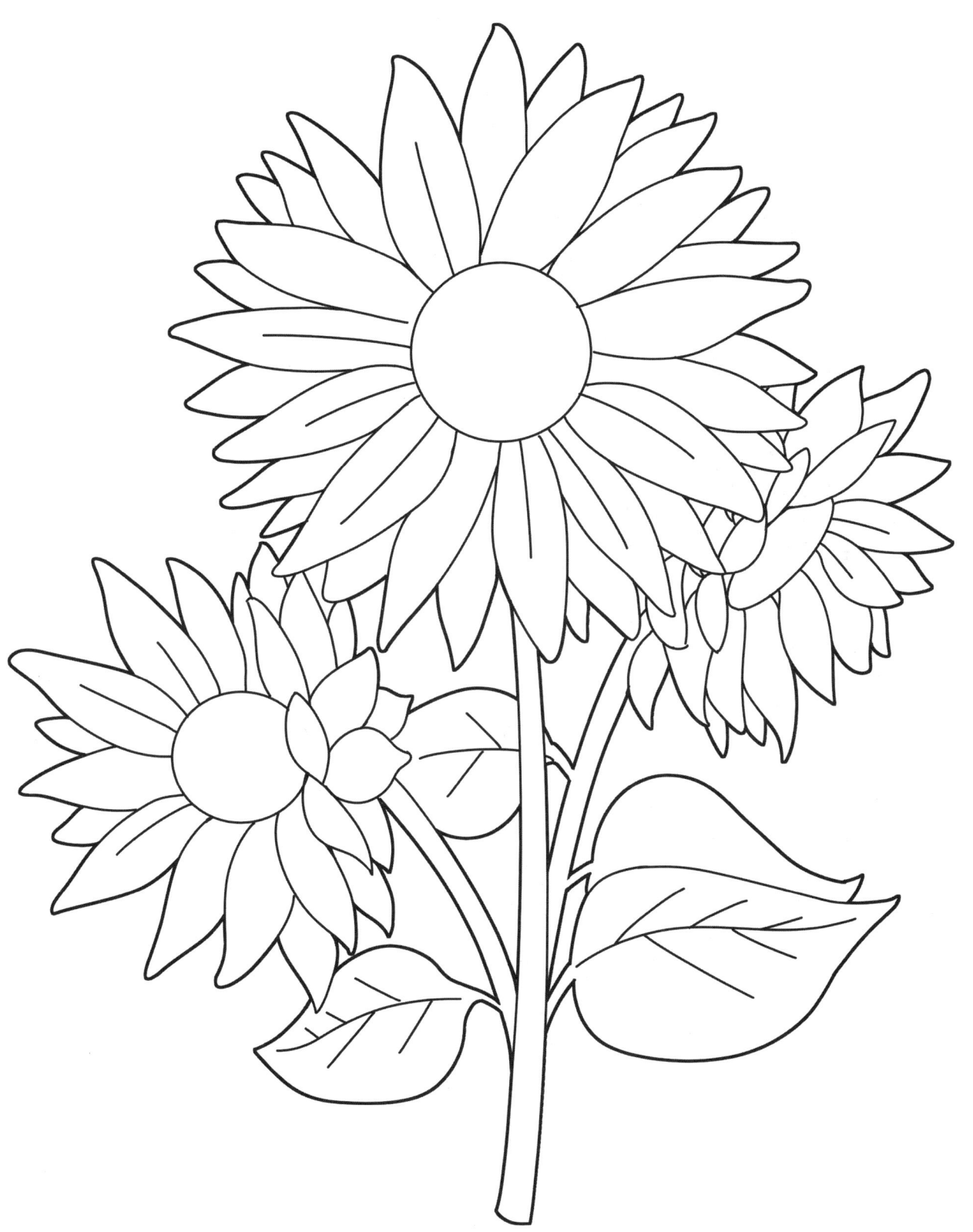

나팔꽃

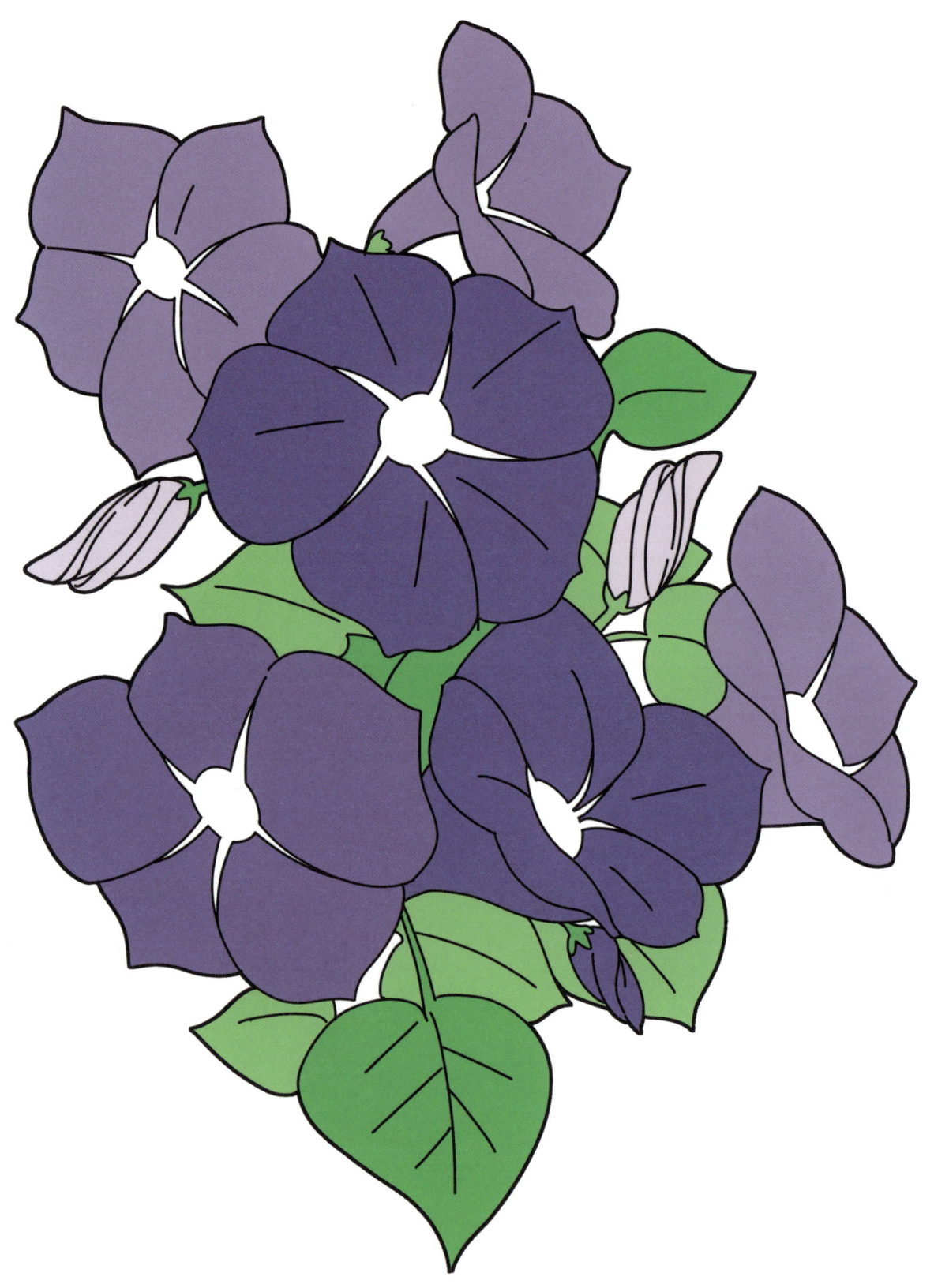

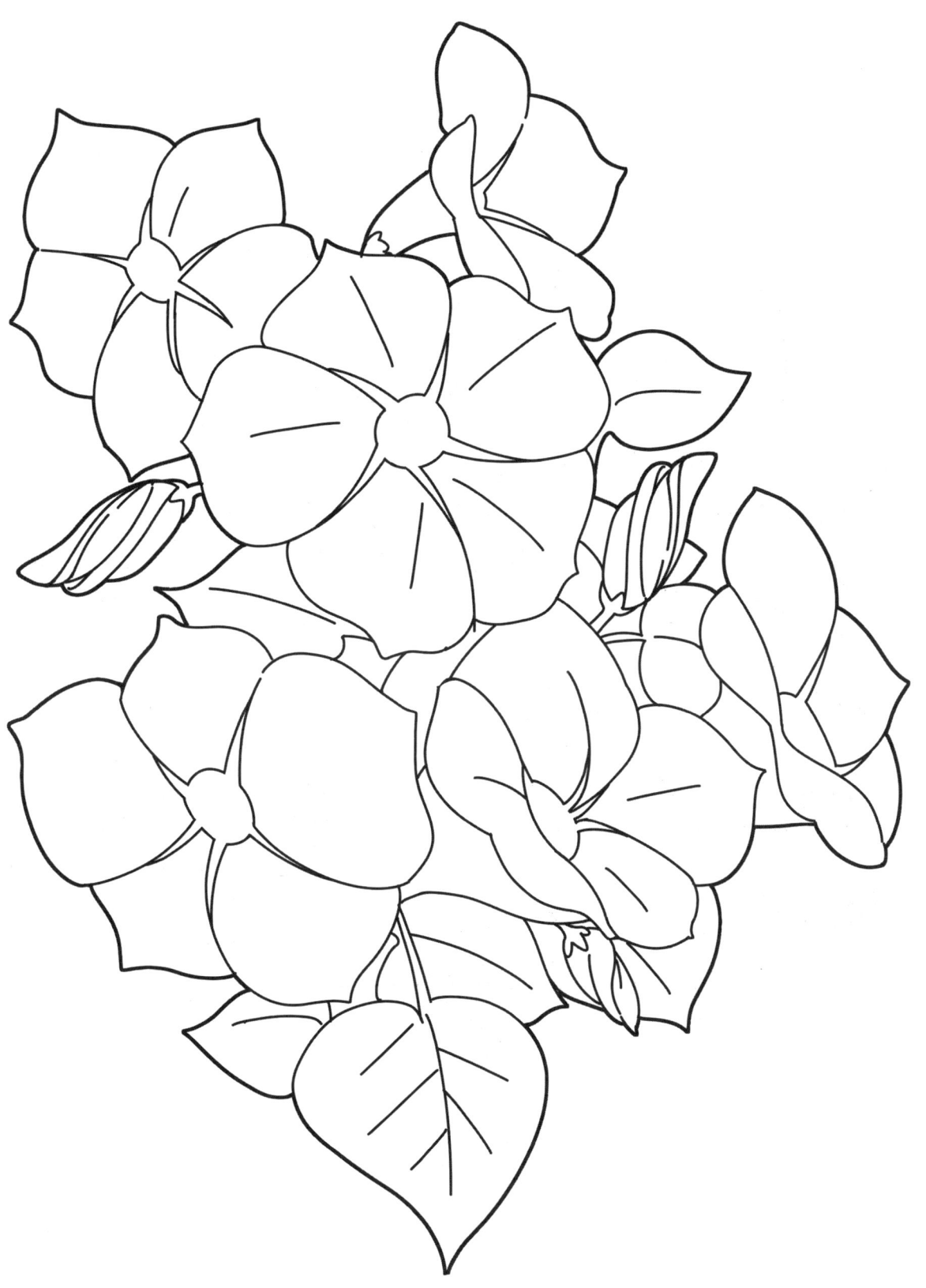

도라지꽃

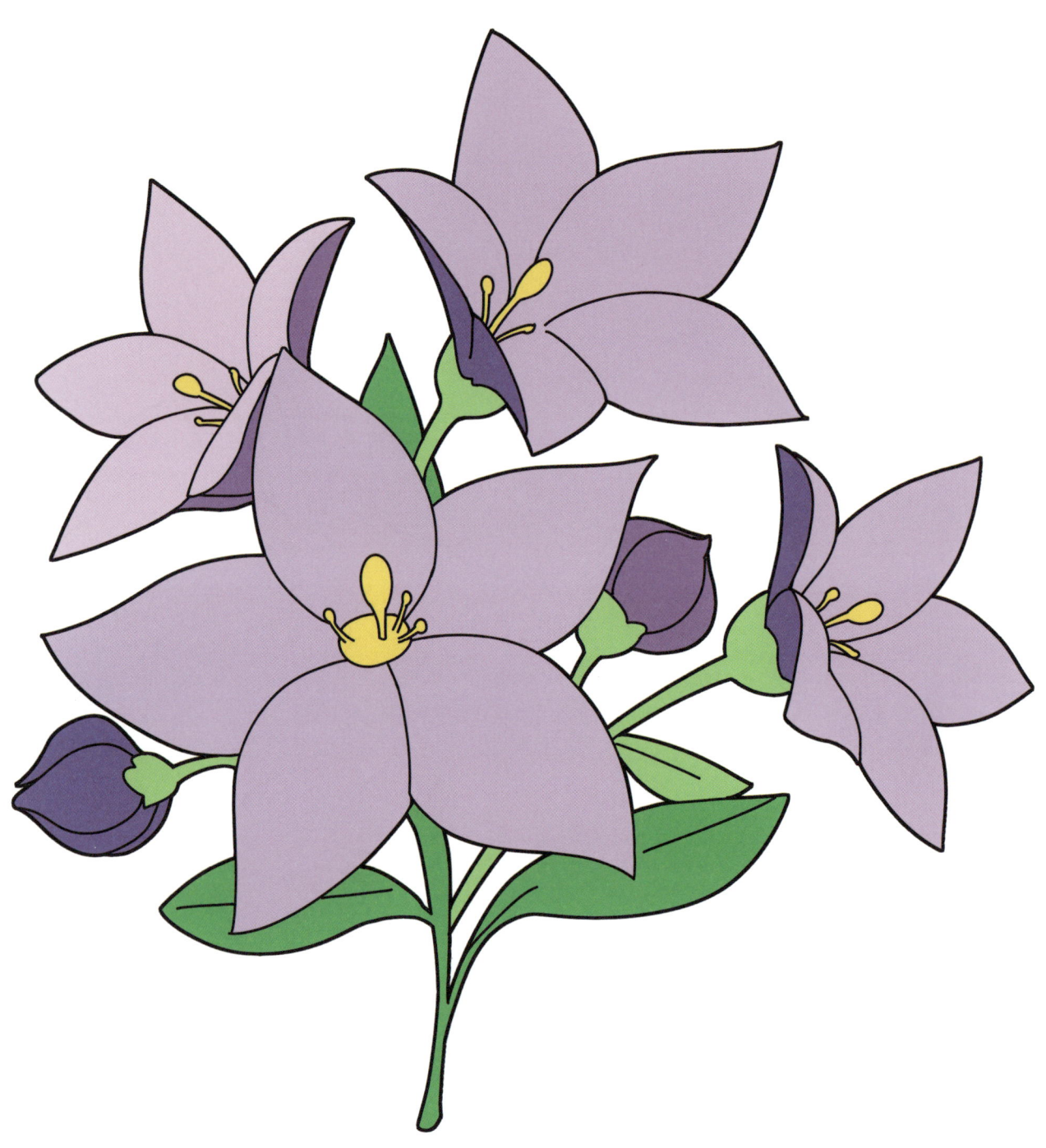

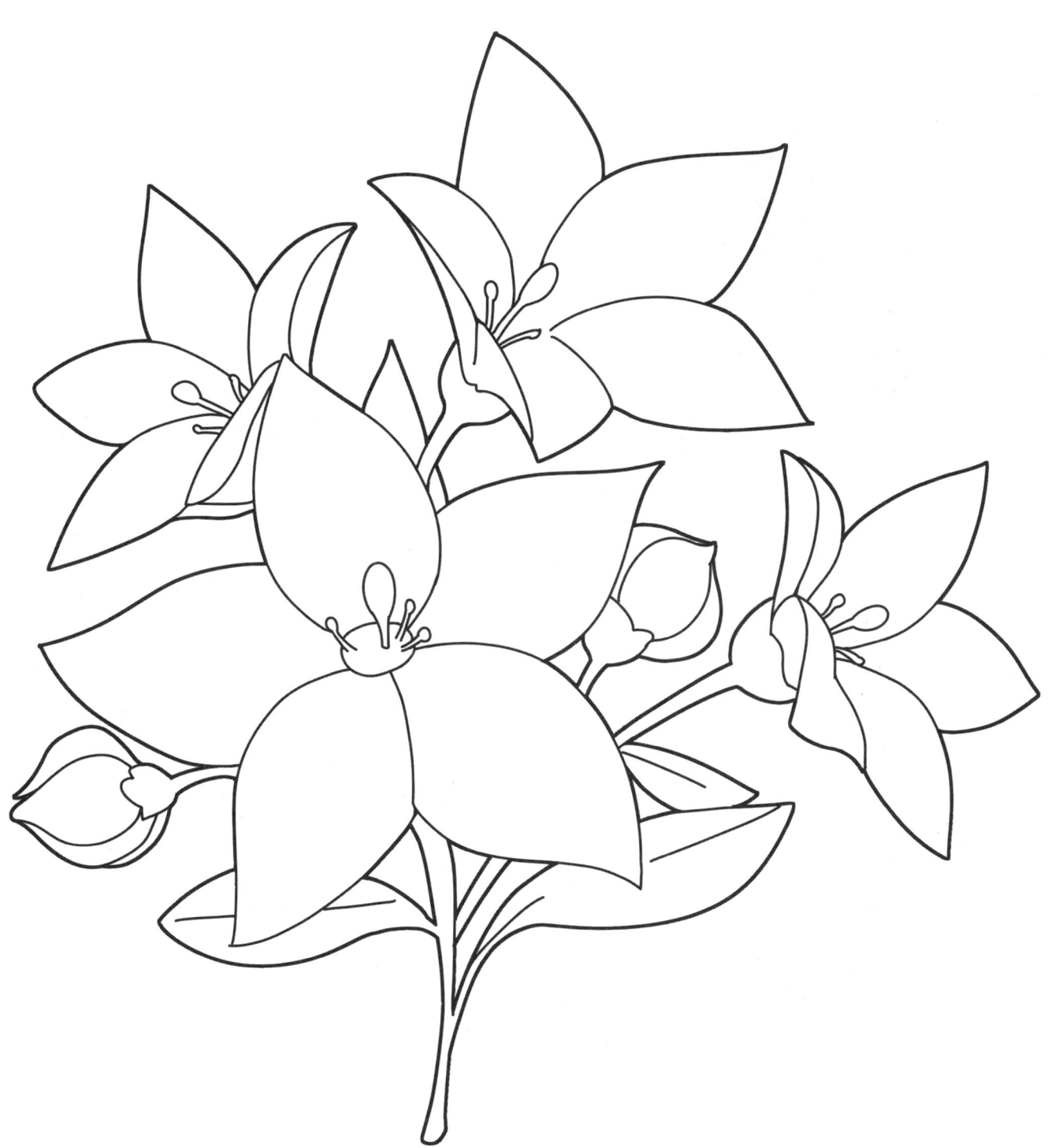

코스모스

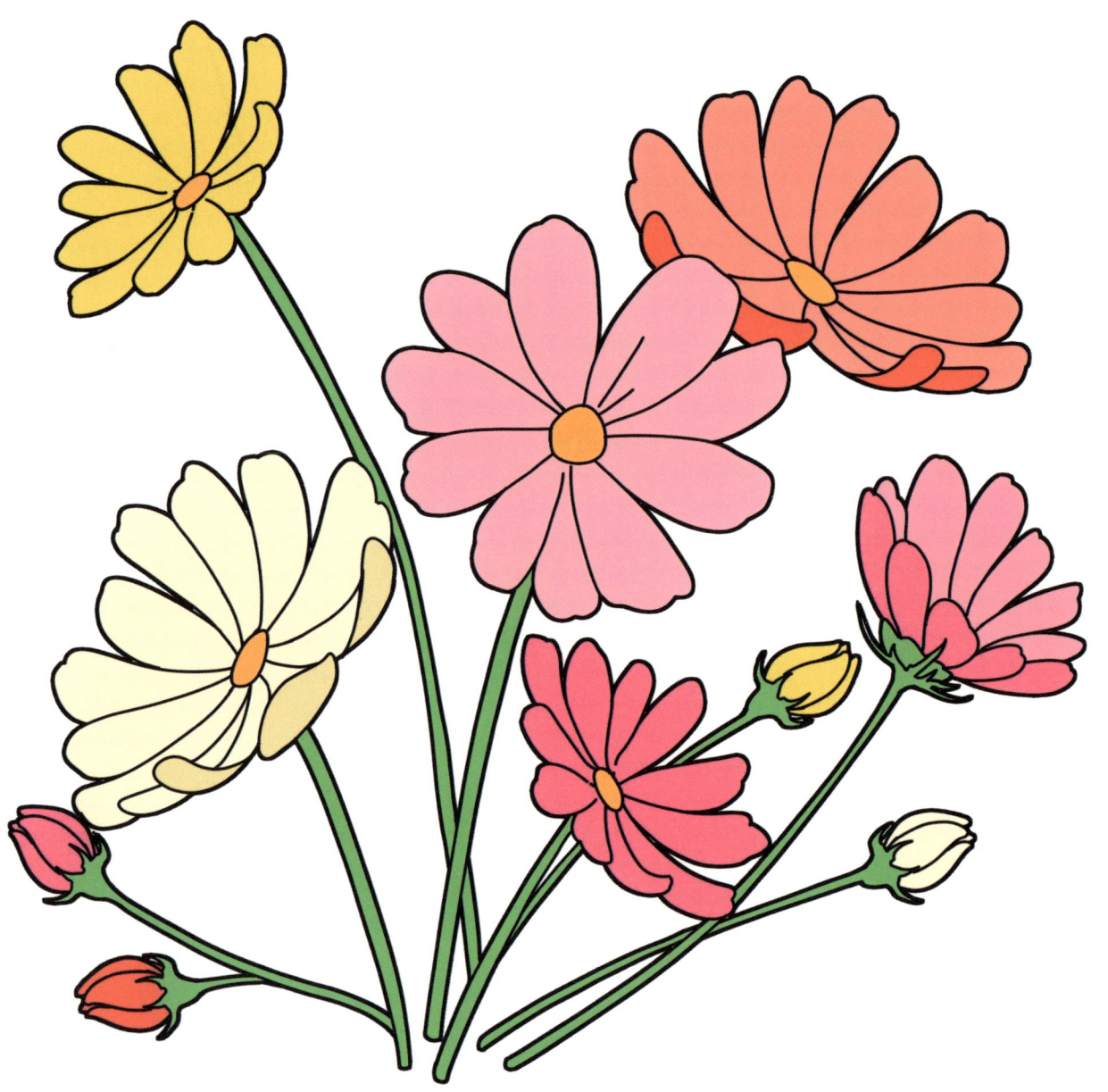

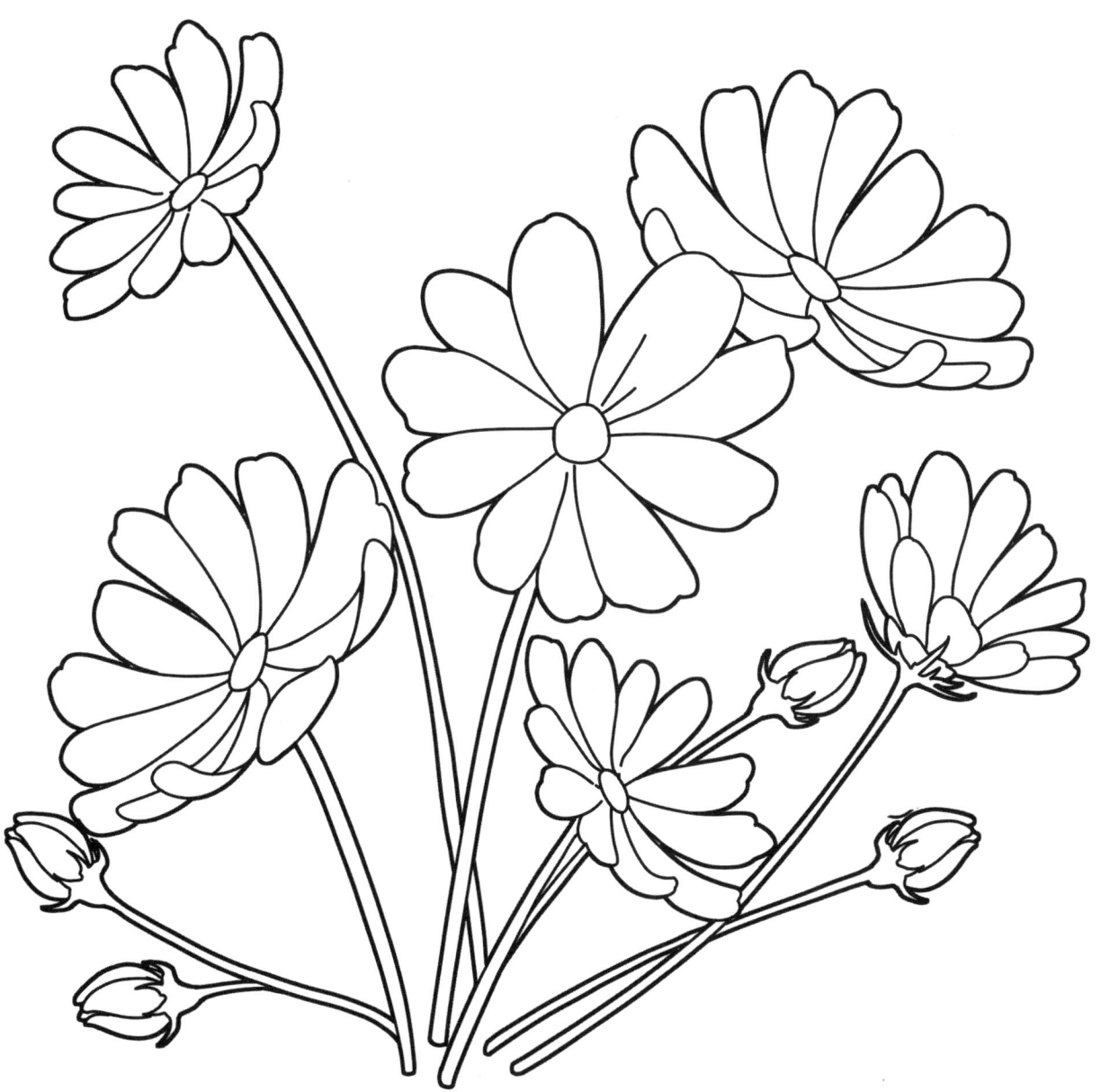

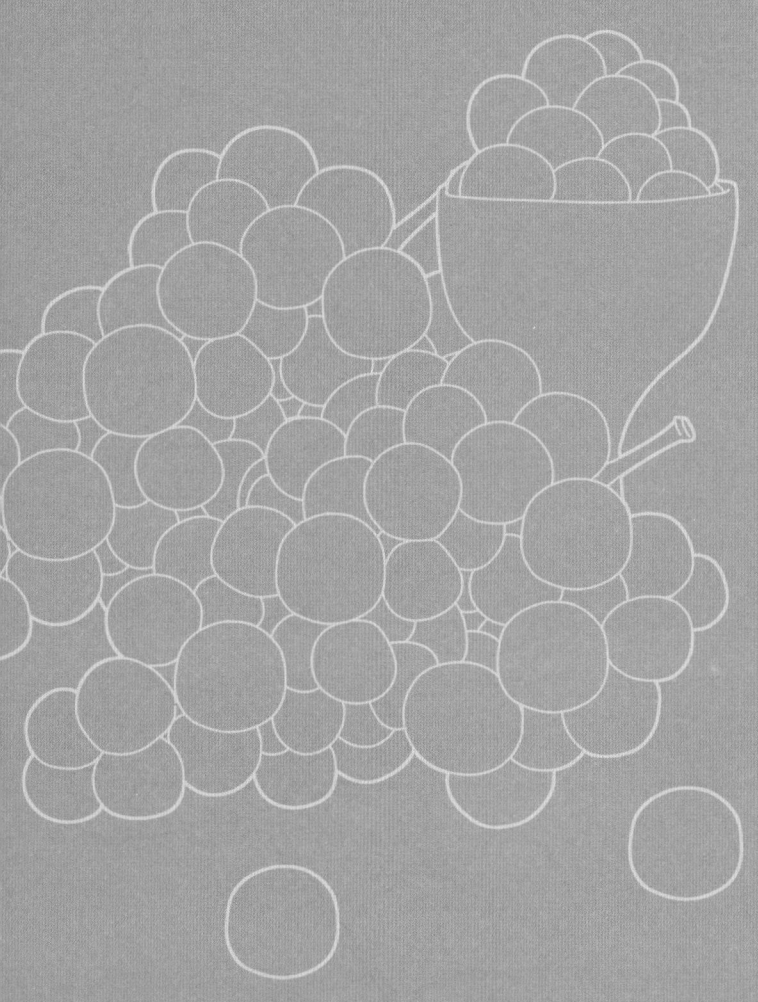

제2장

보기만 해도 먹음직스러운 맛있는 과일

딸기

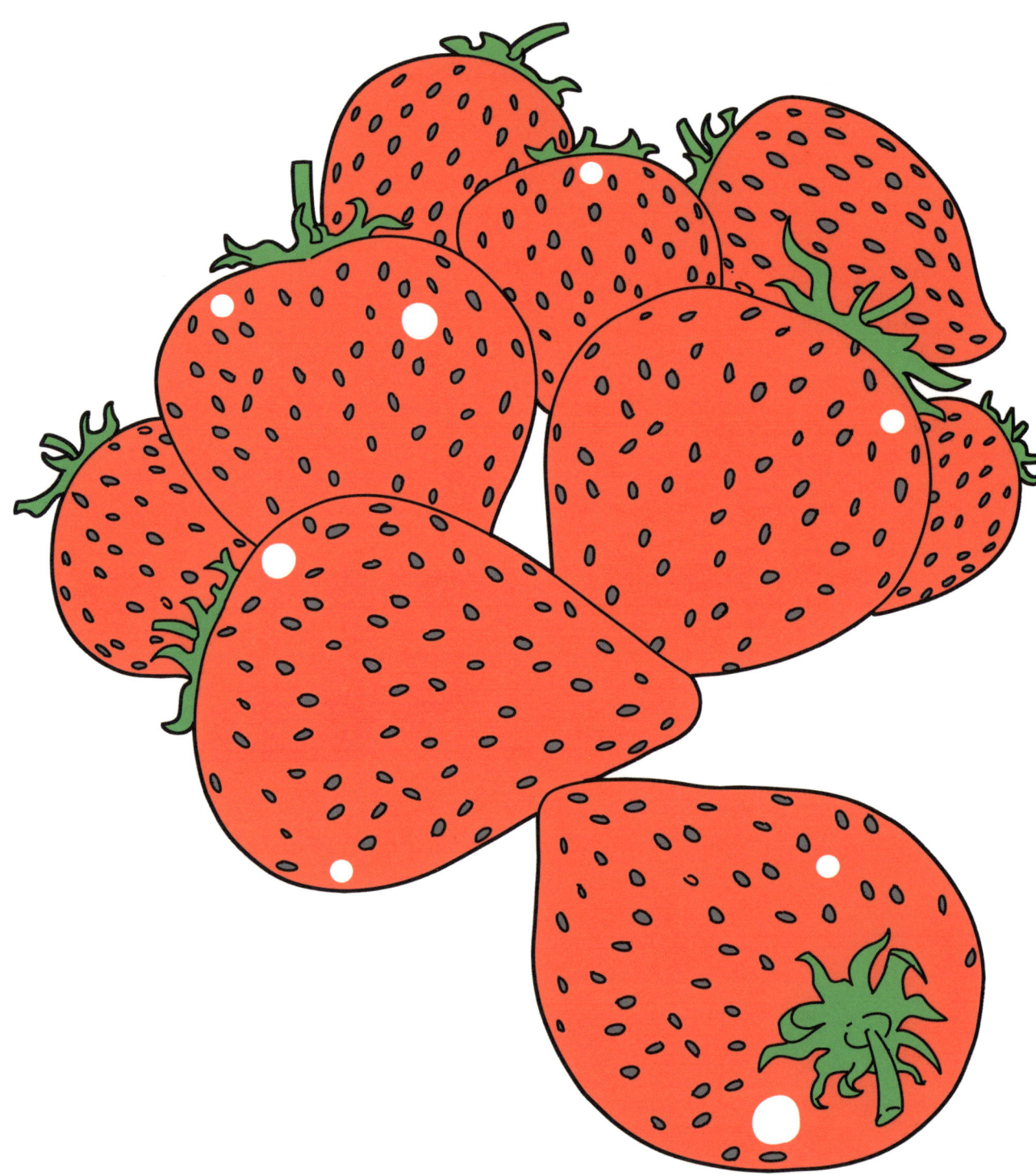

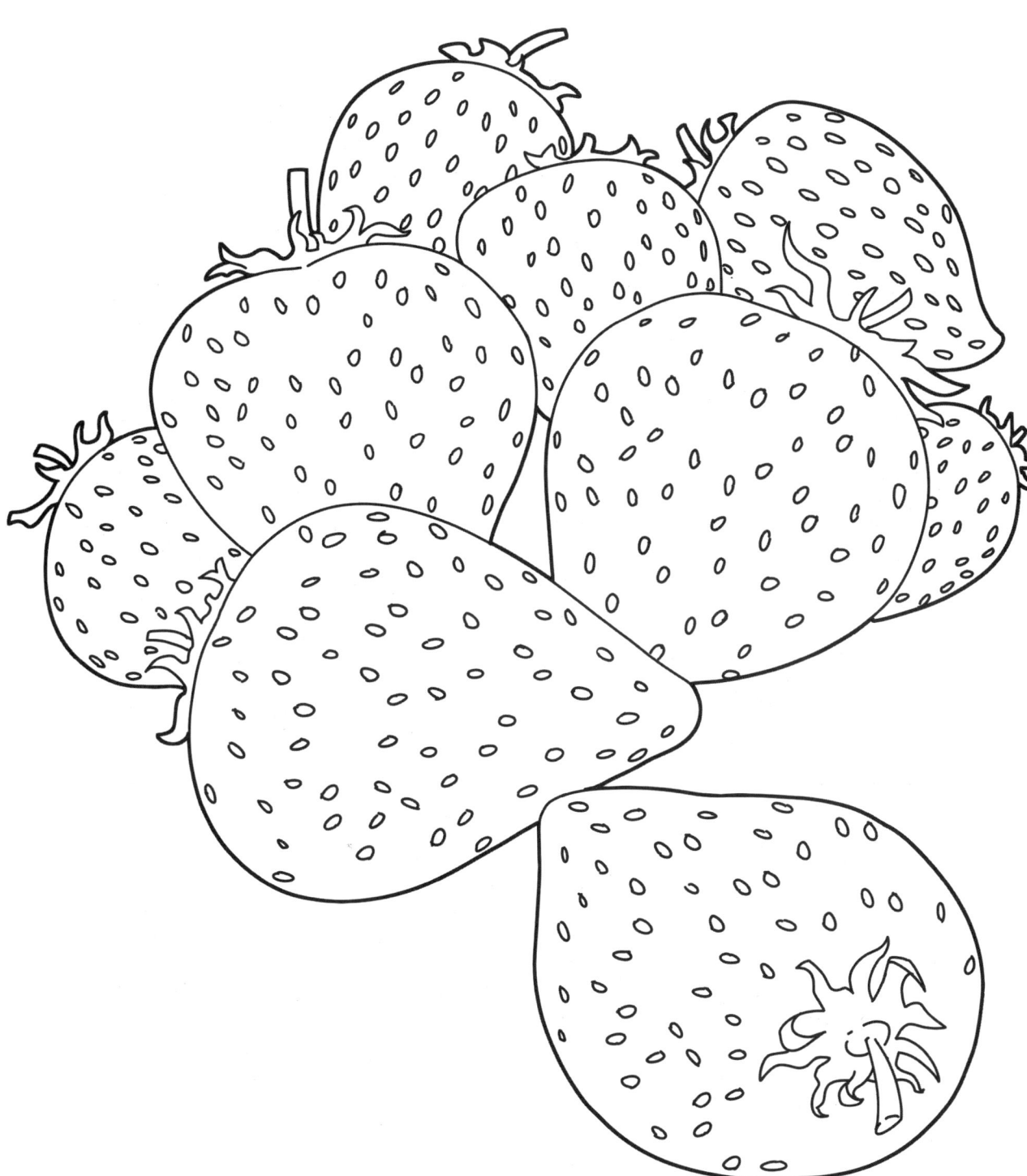

수박

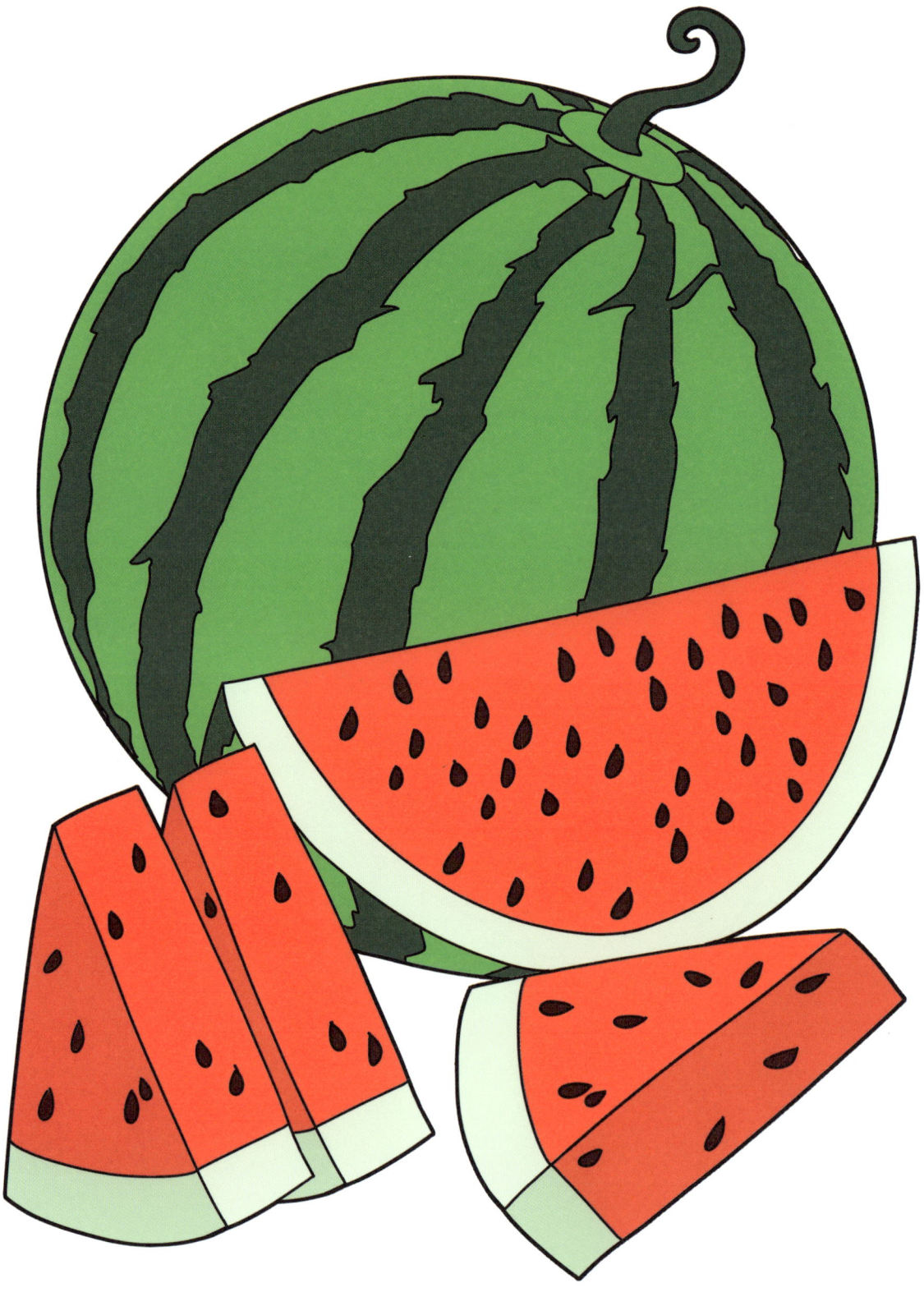

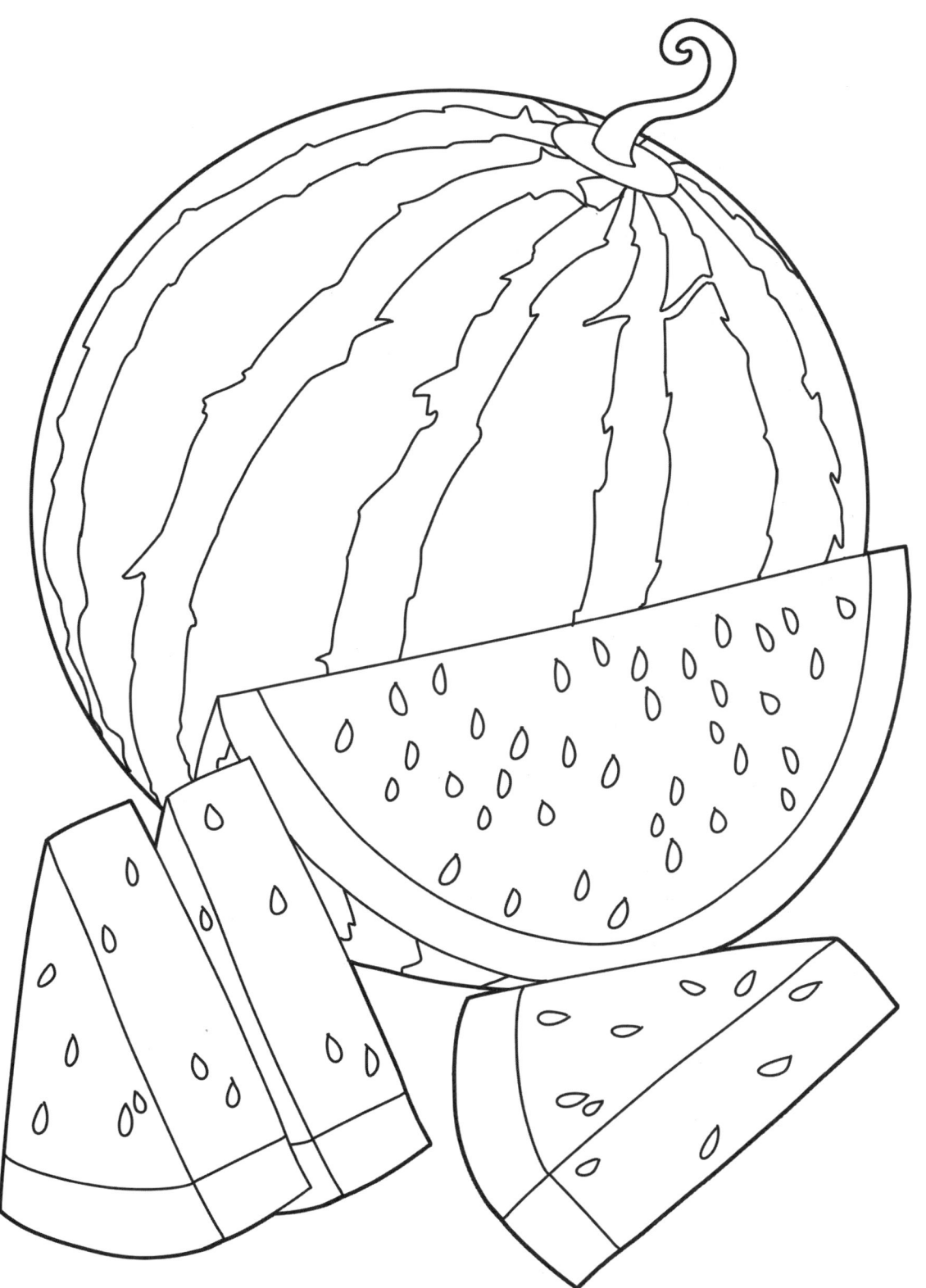

참외

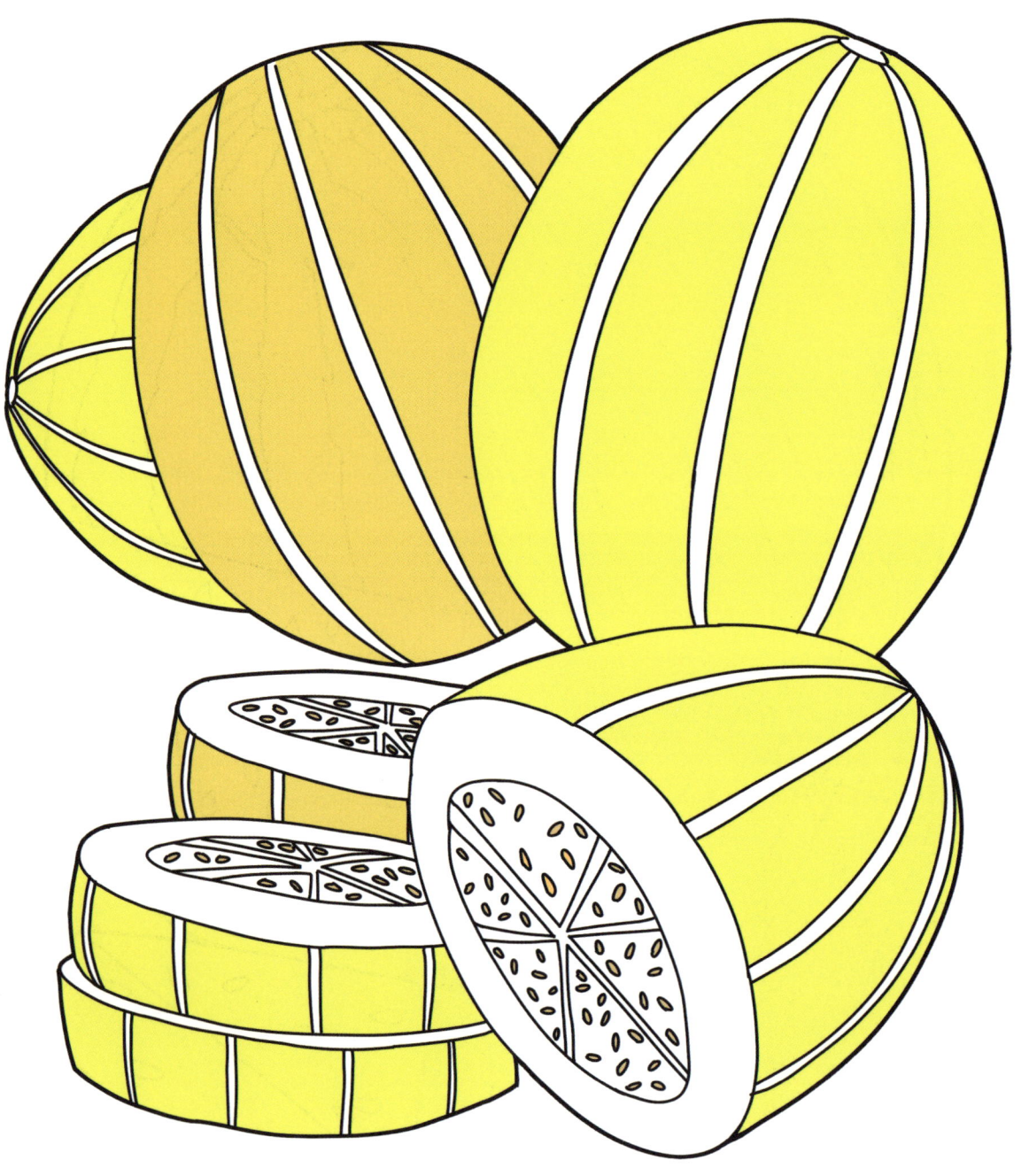

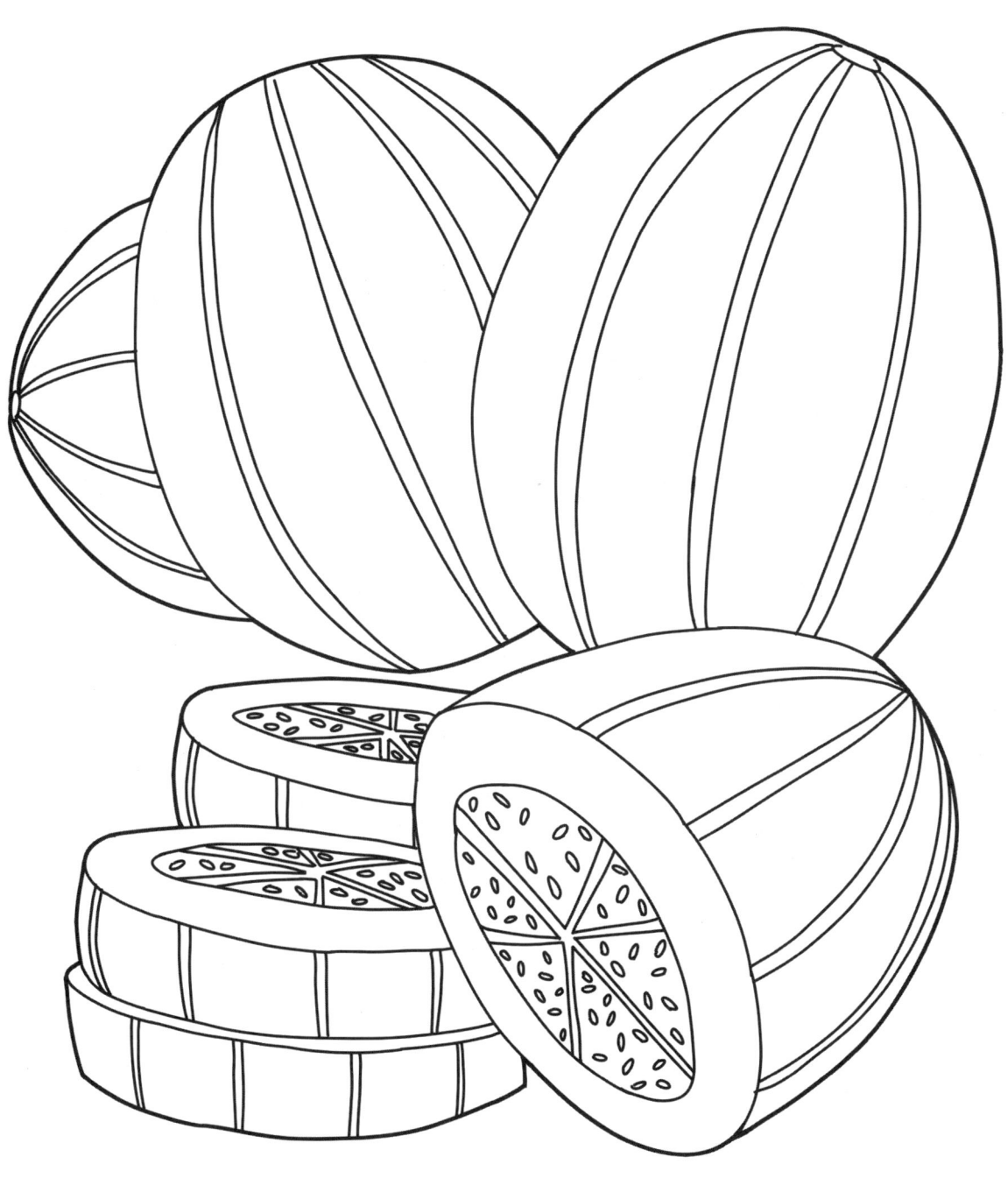

포도

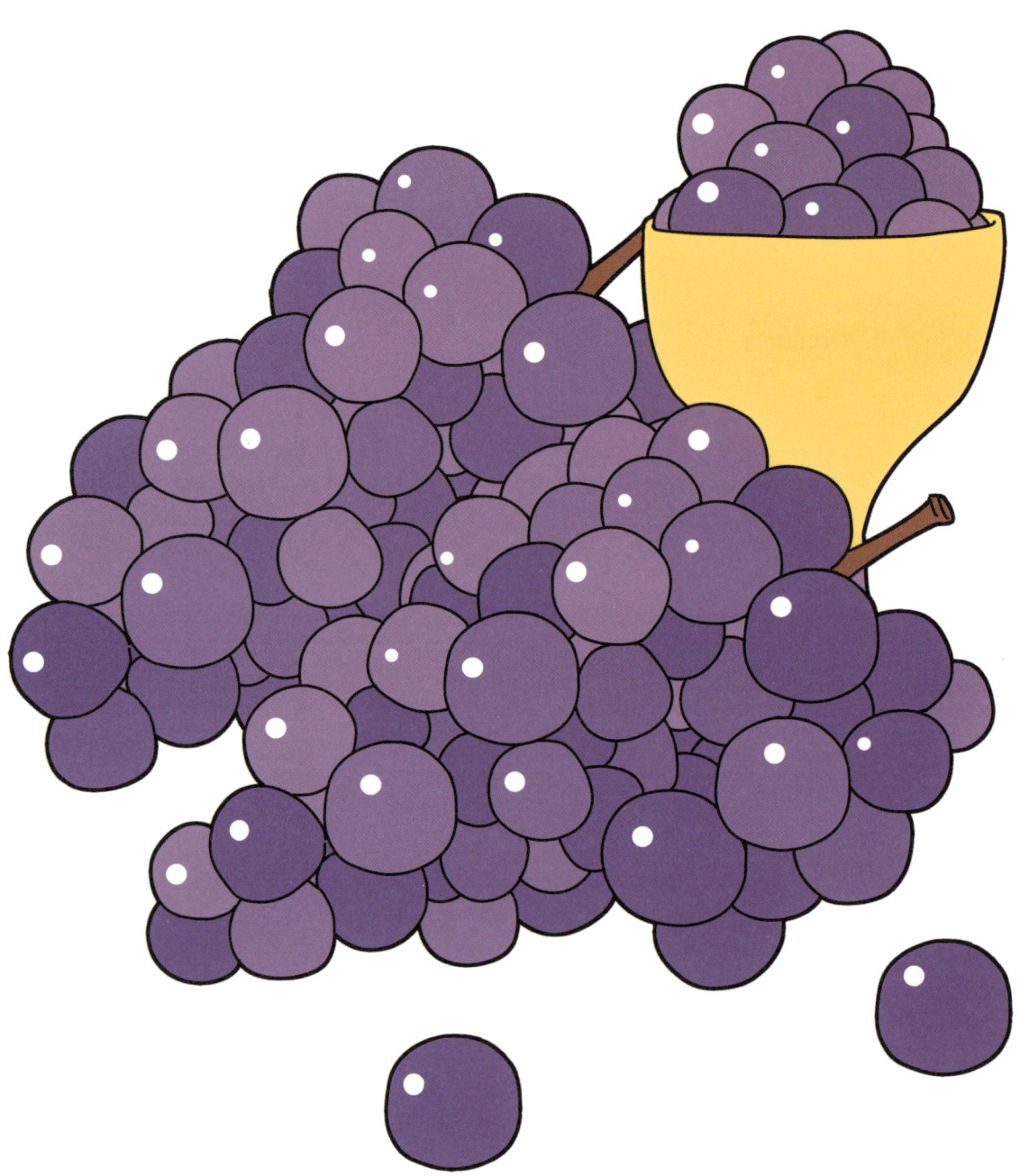

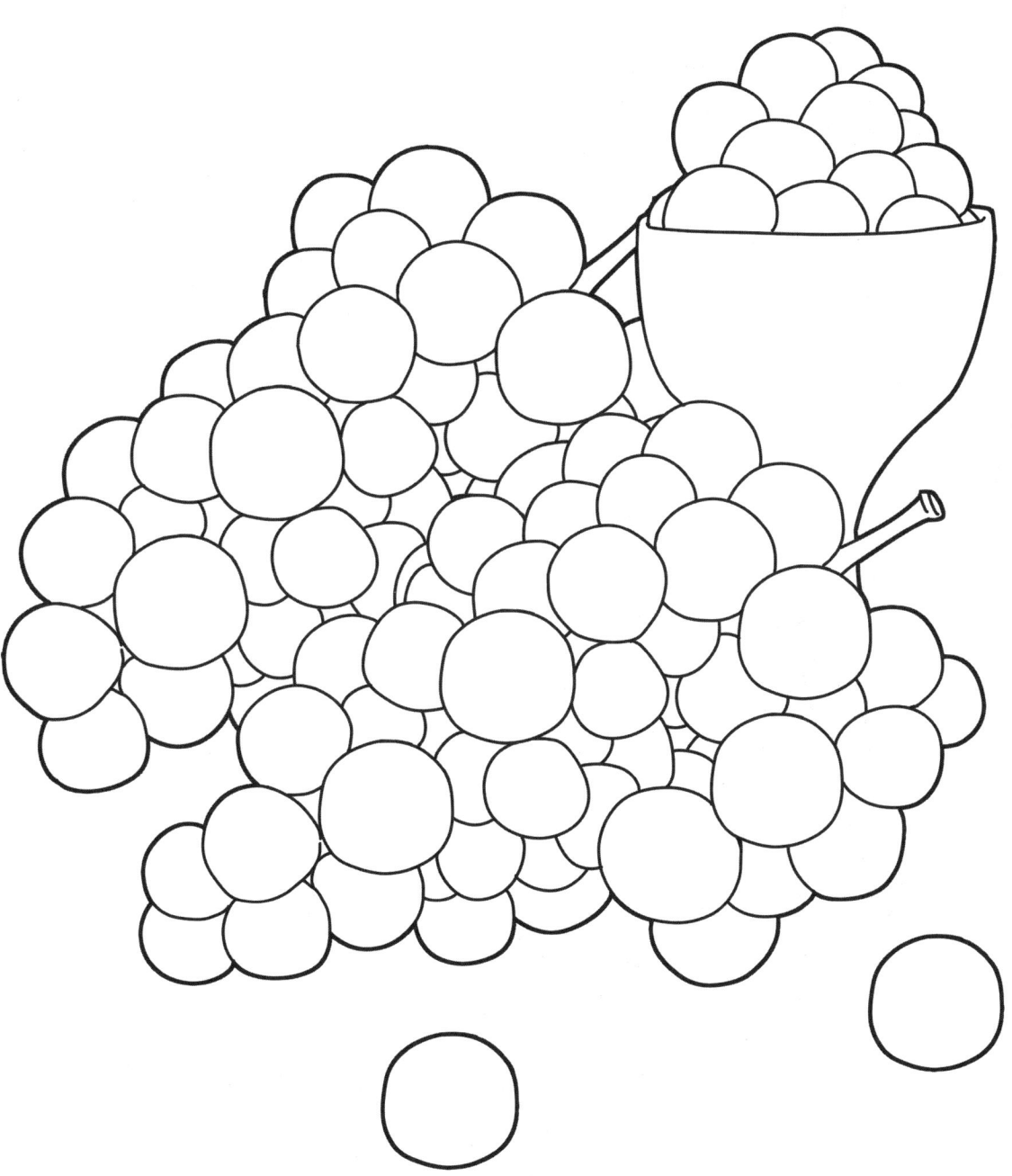

| 사과

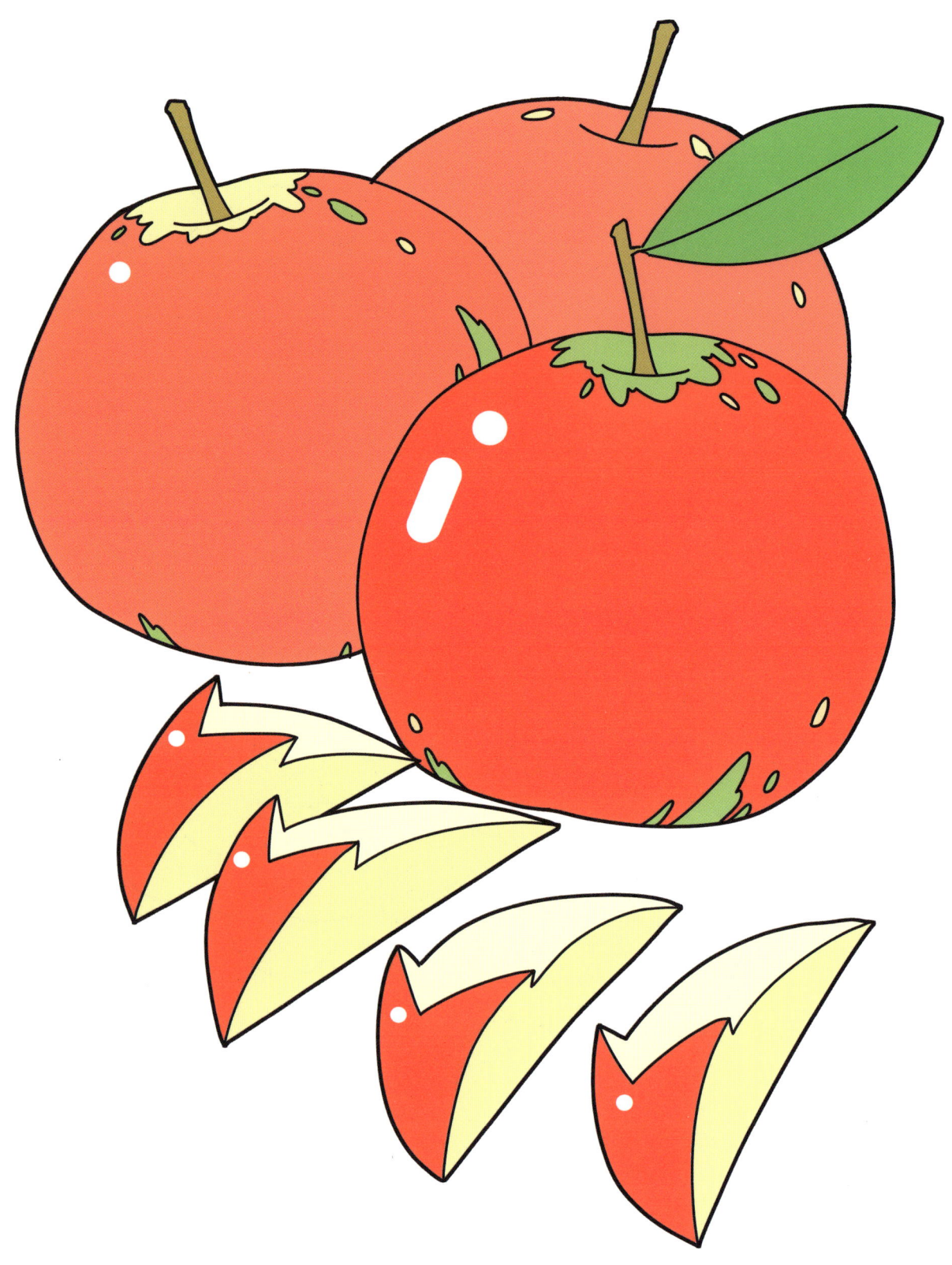

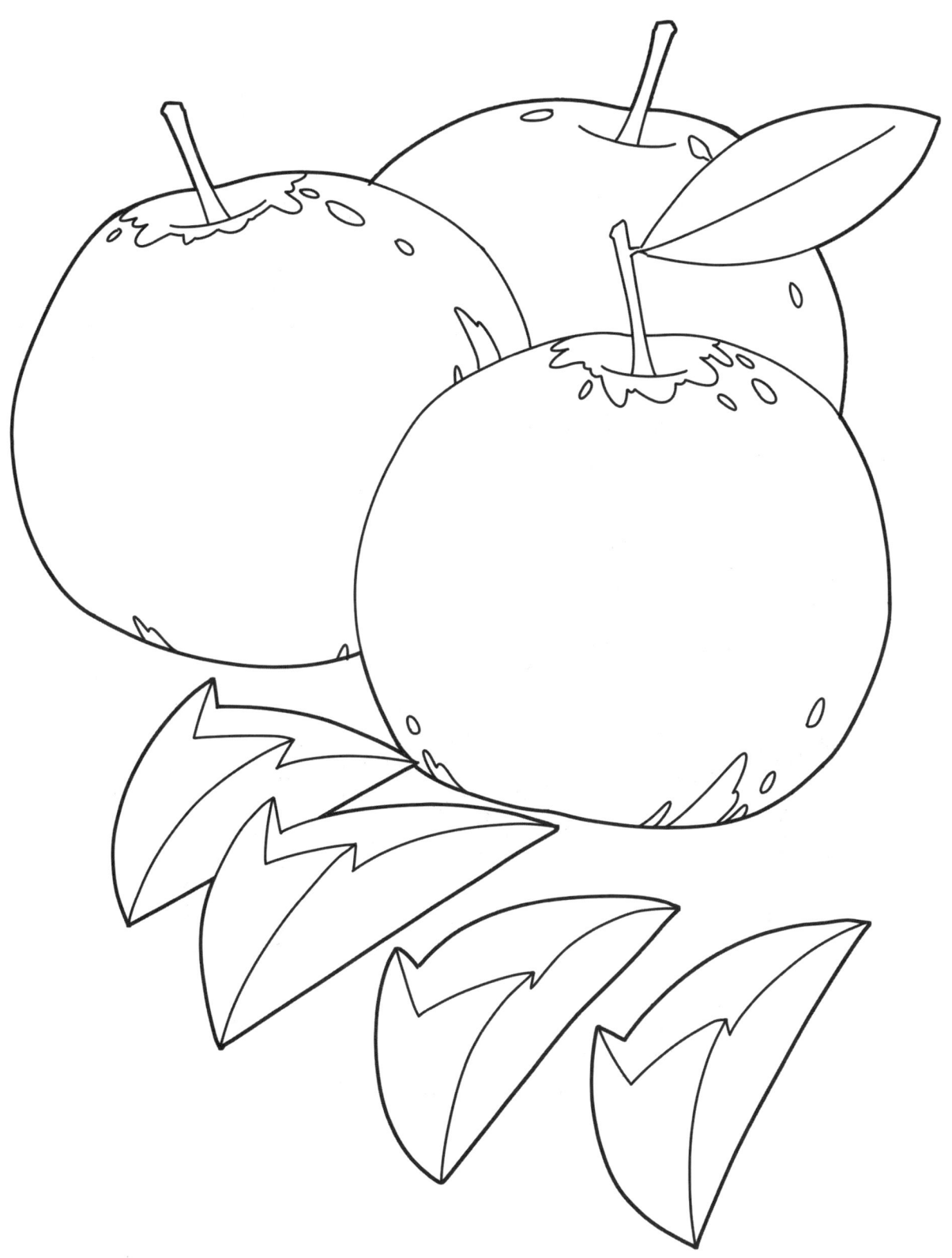

배

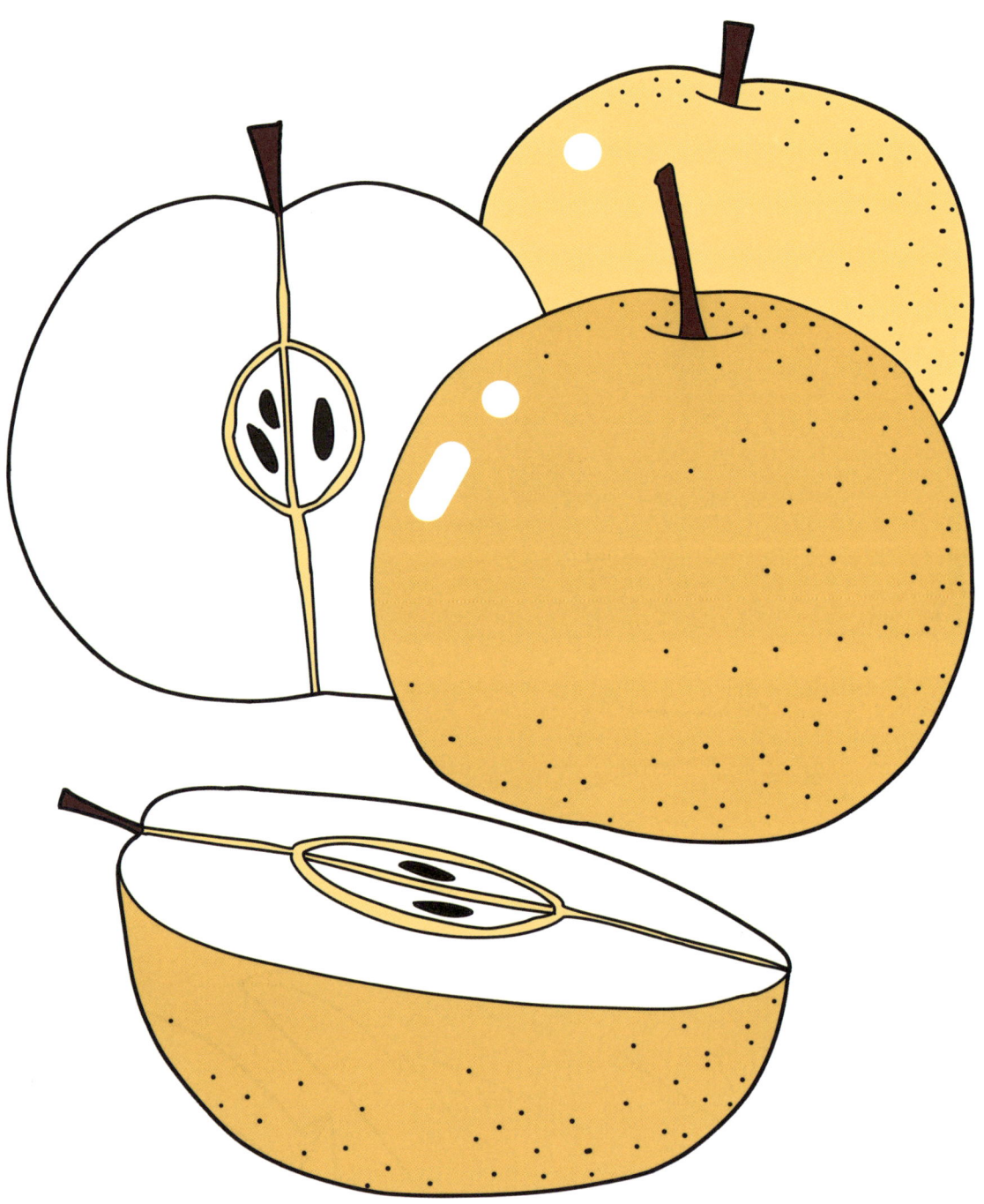

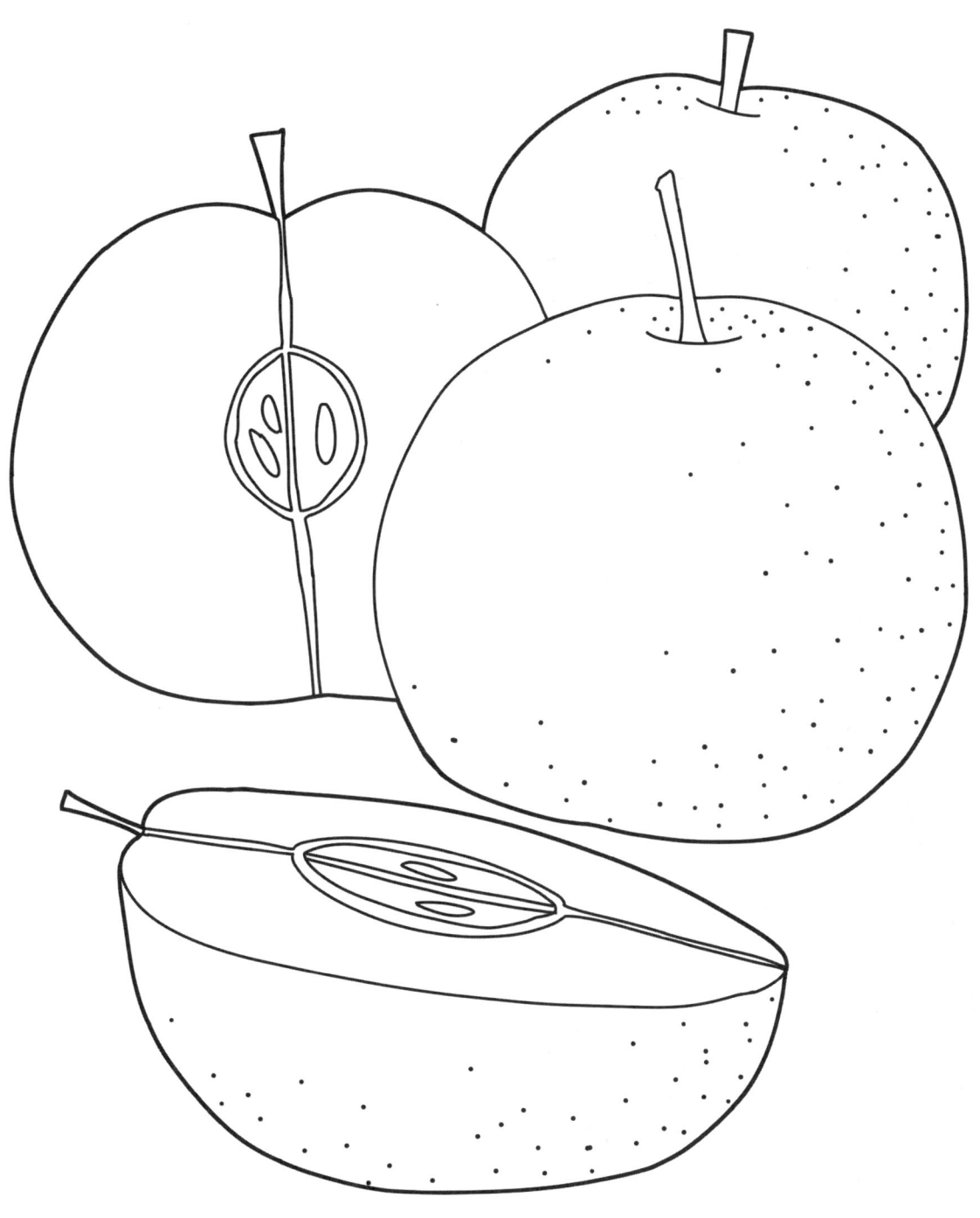

밤

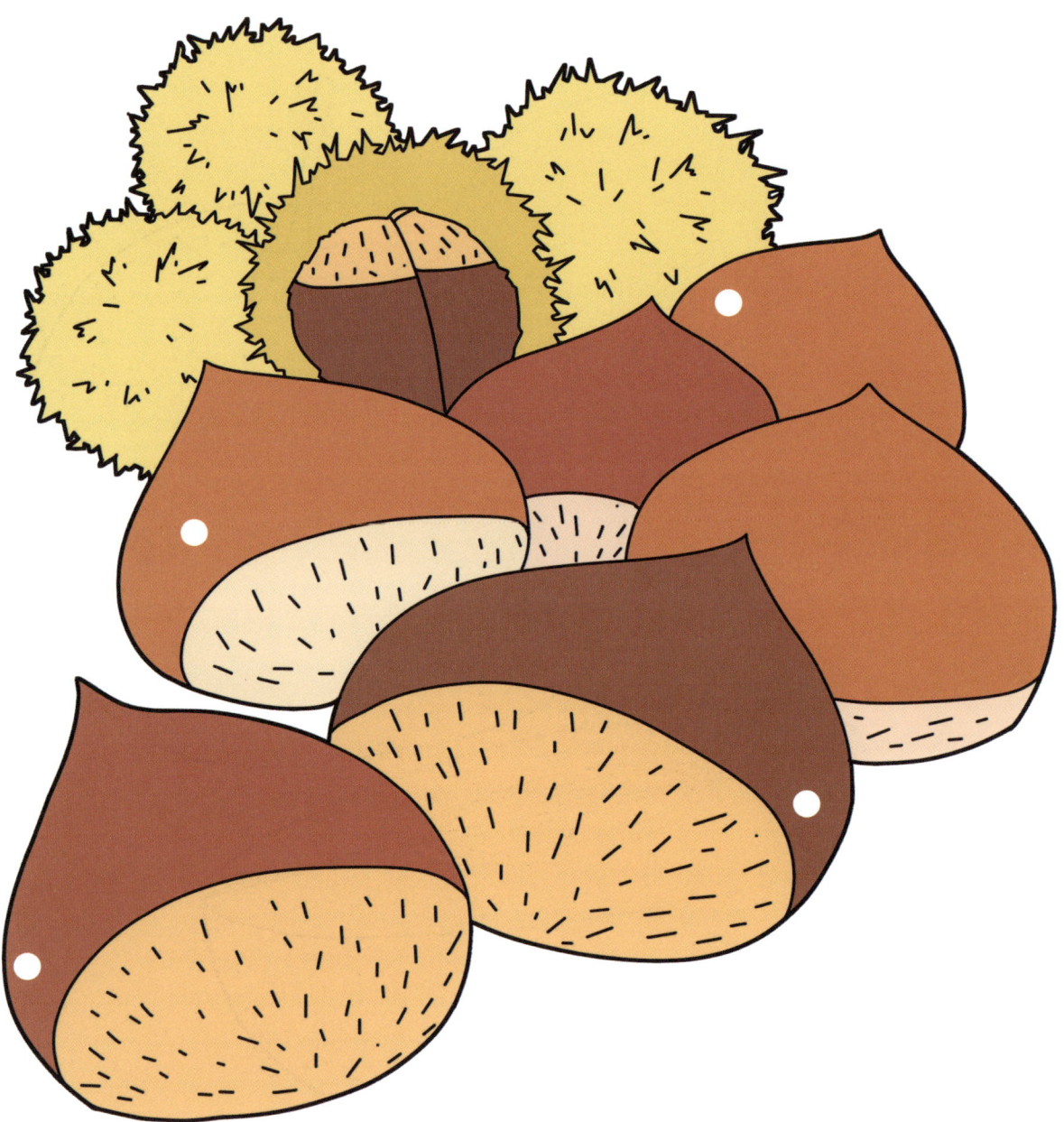

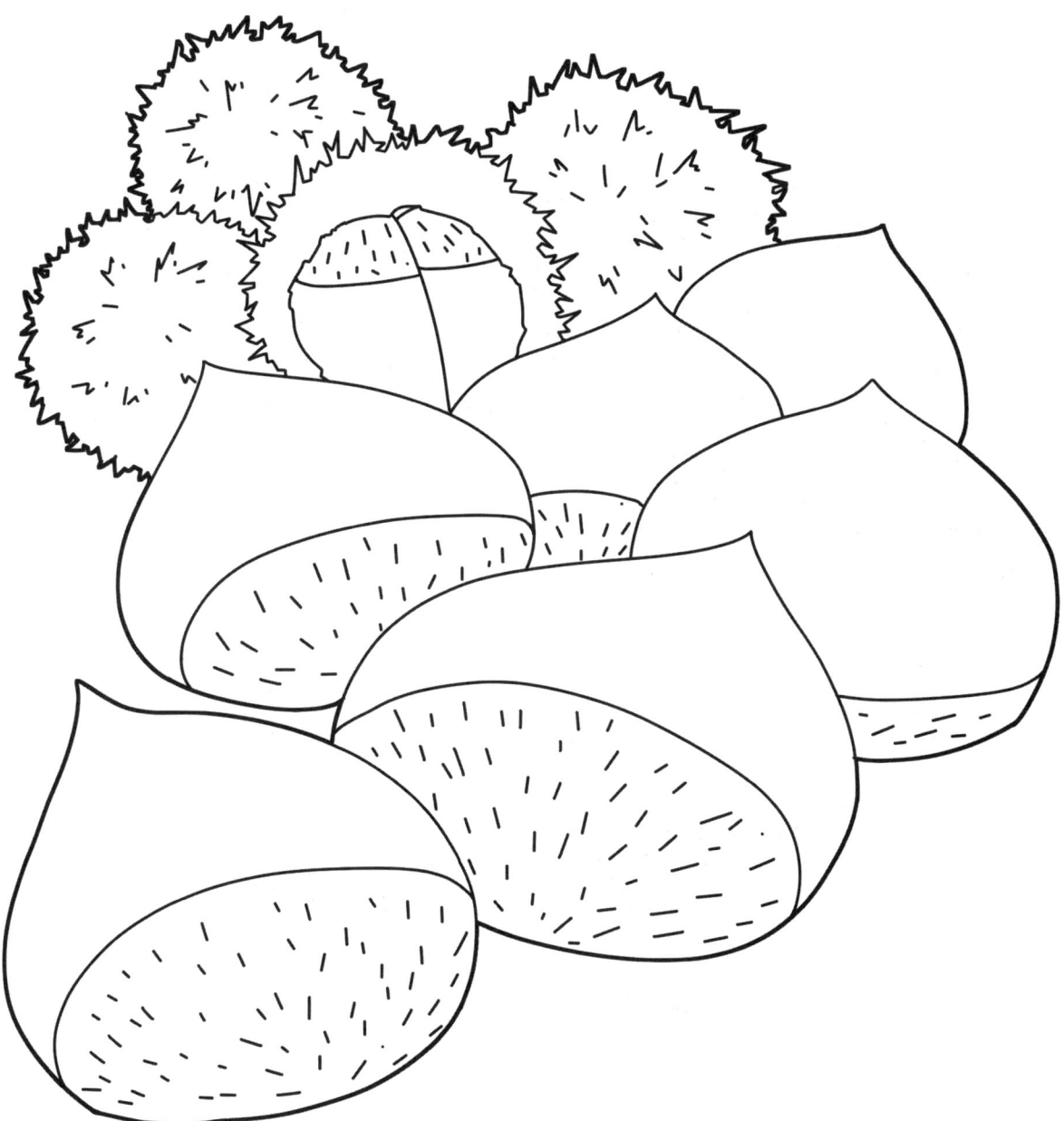

감

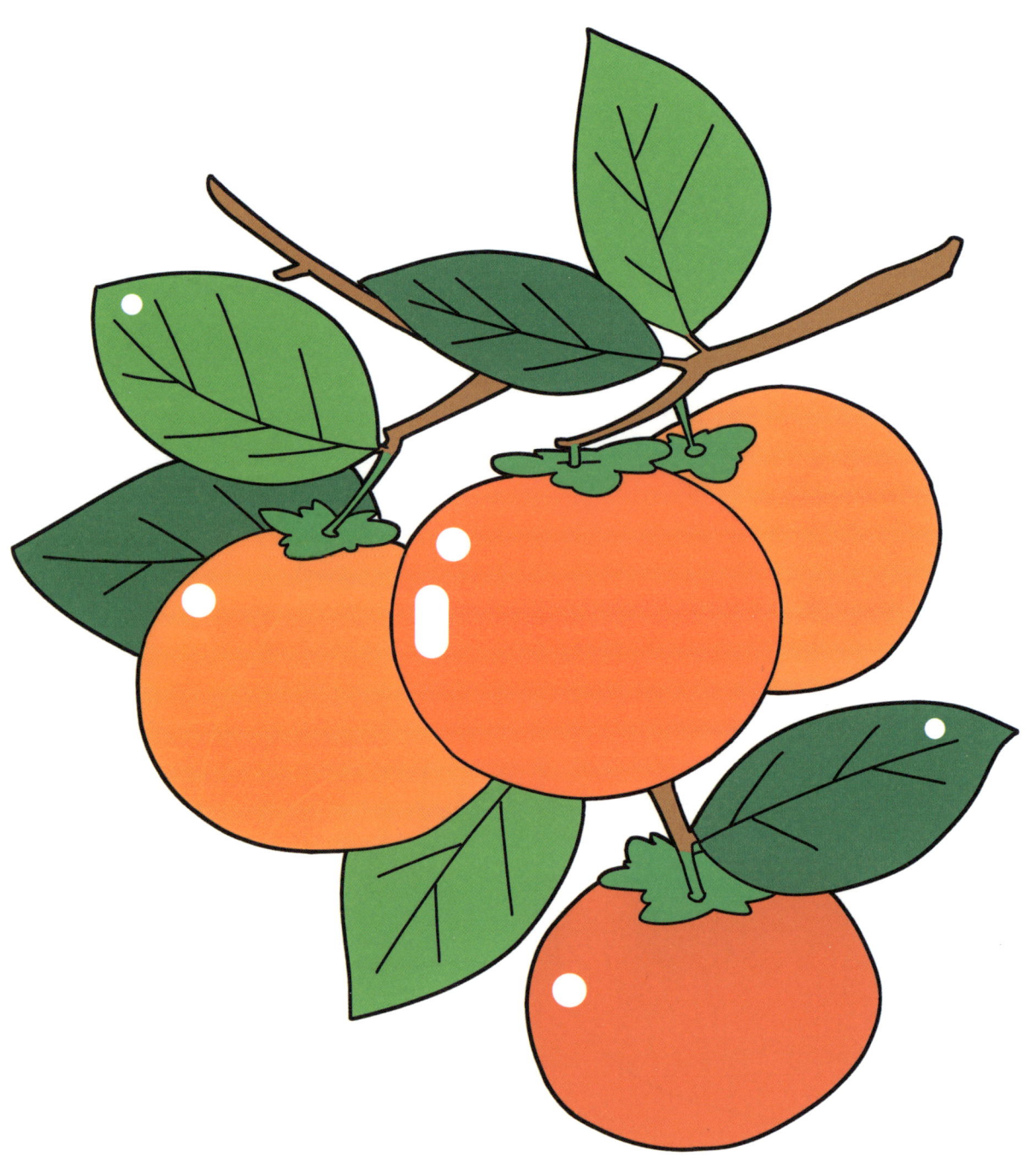

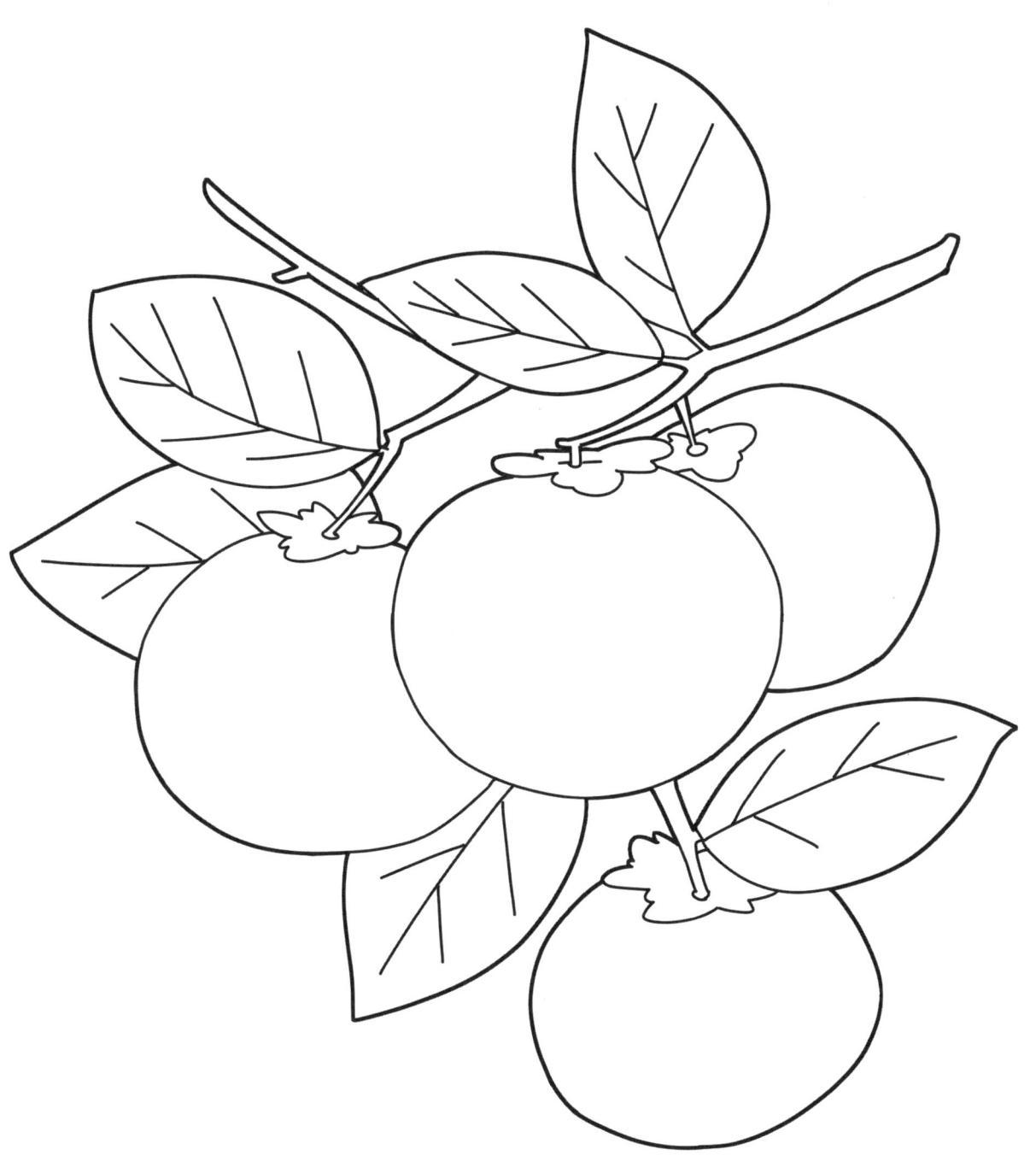

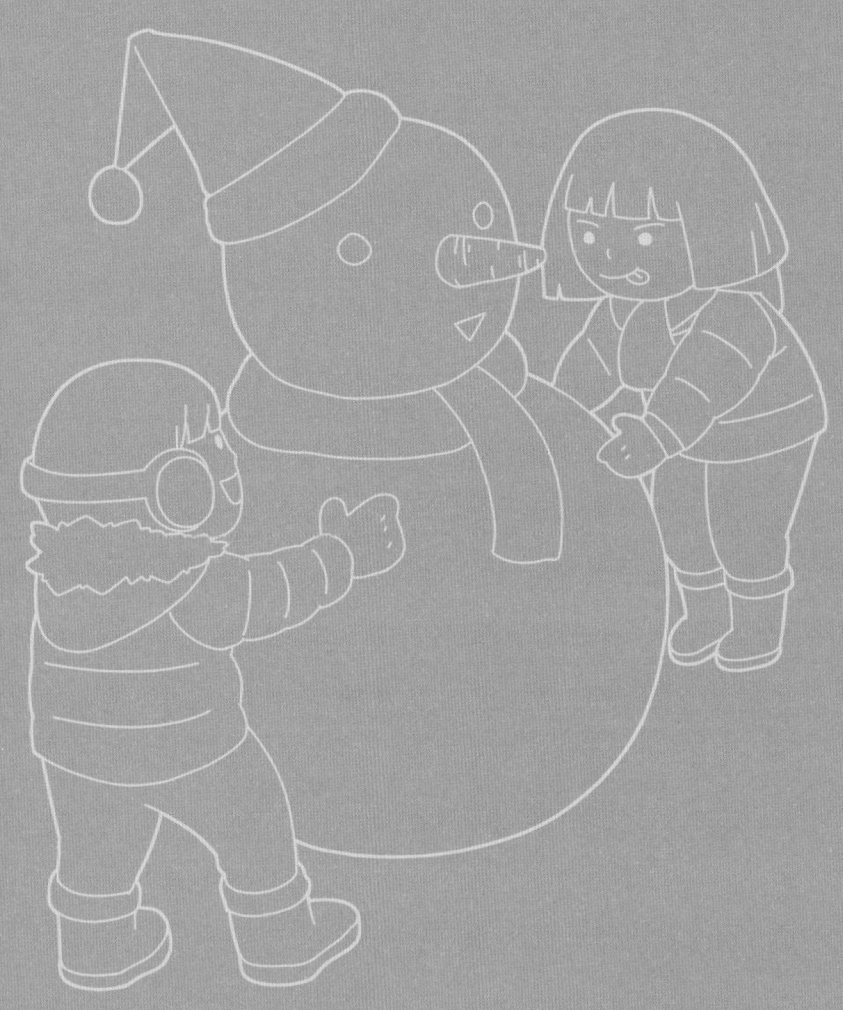

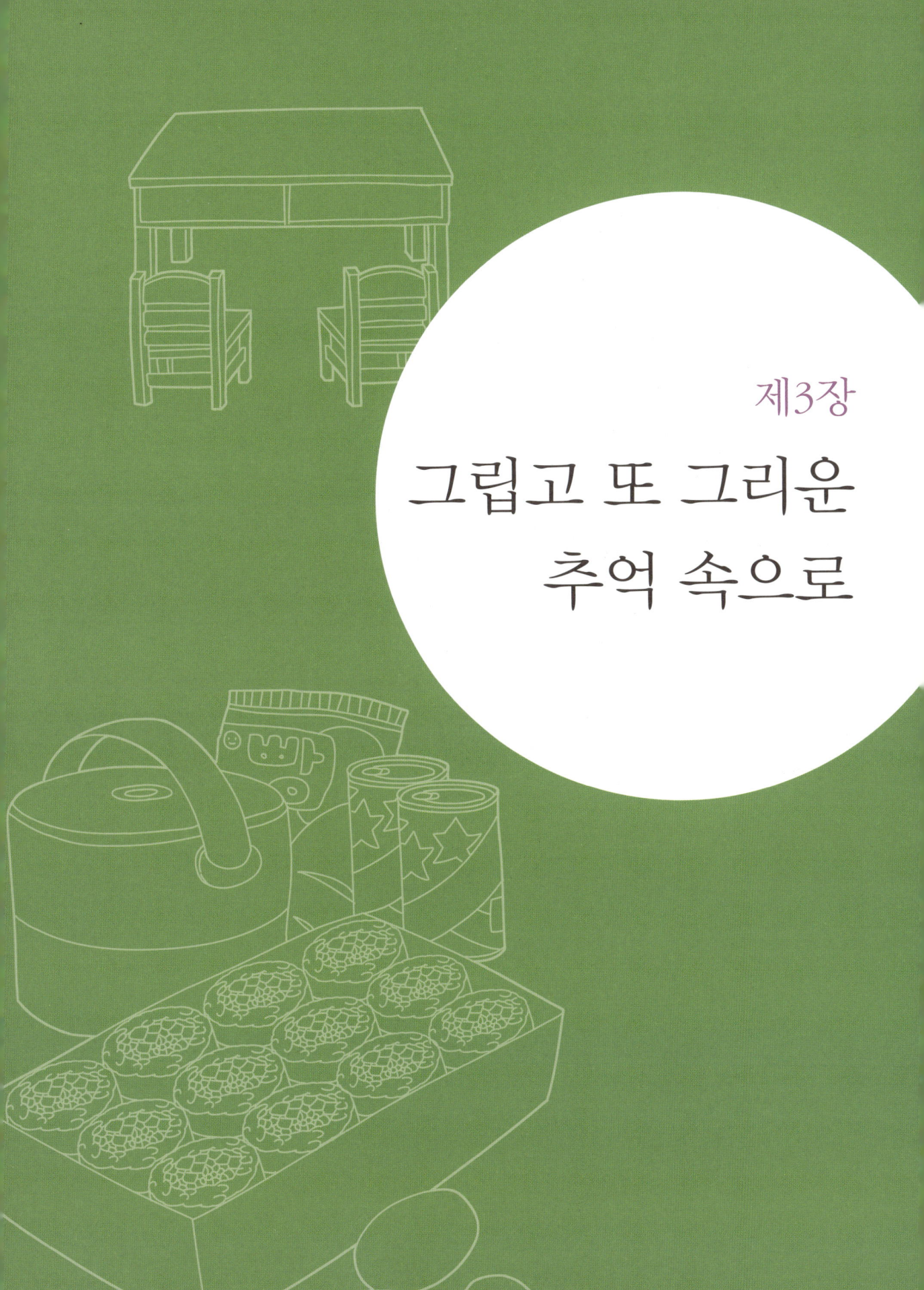

제3장

그립고 또 그리운
추억 속으로

초등학교 입학식

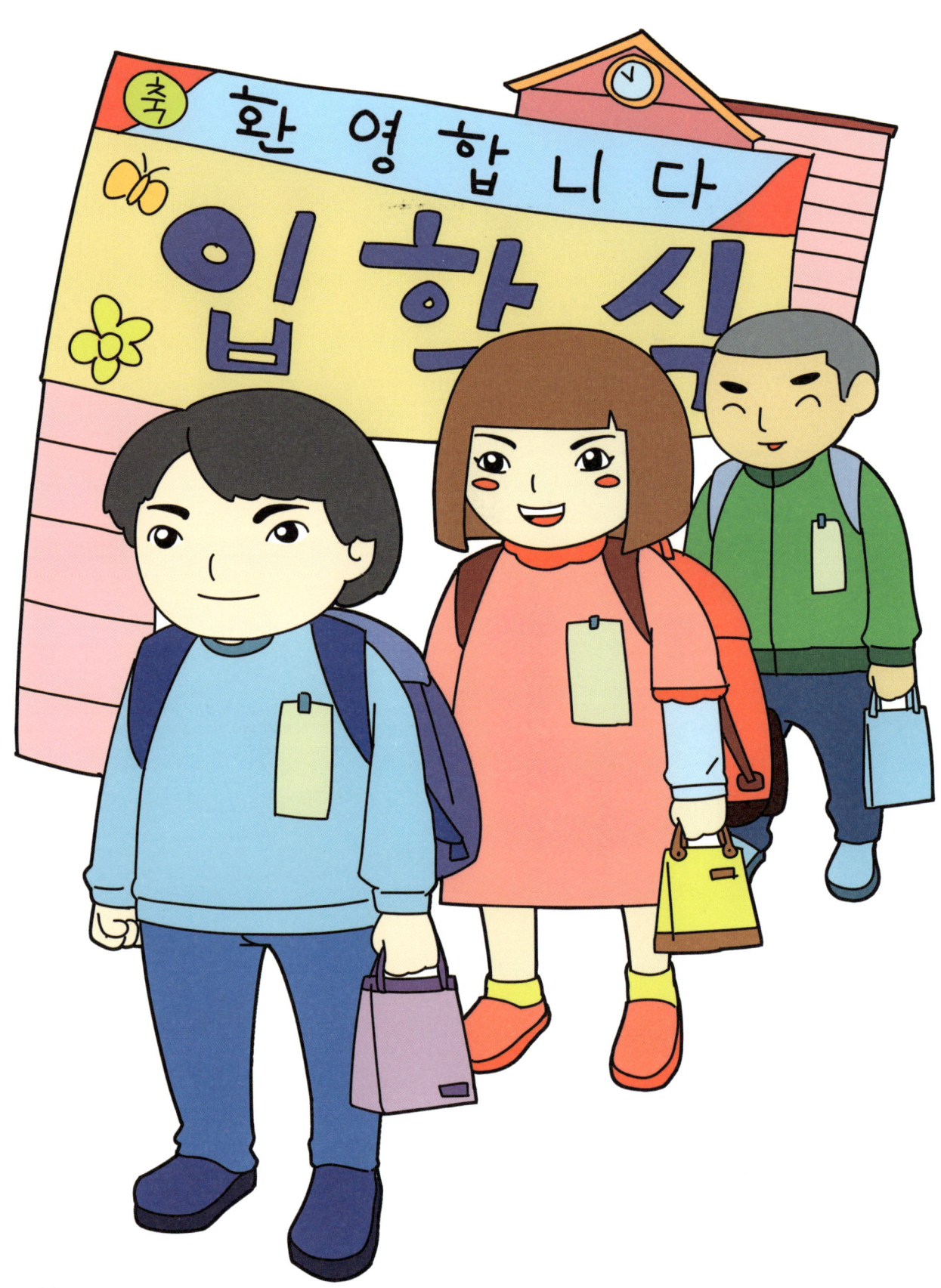

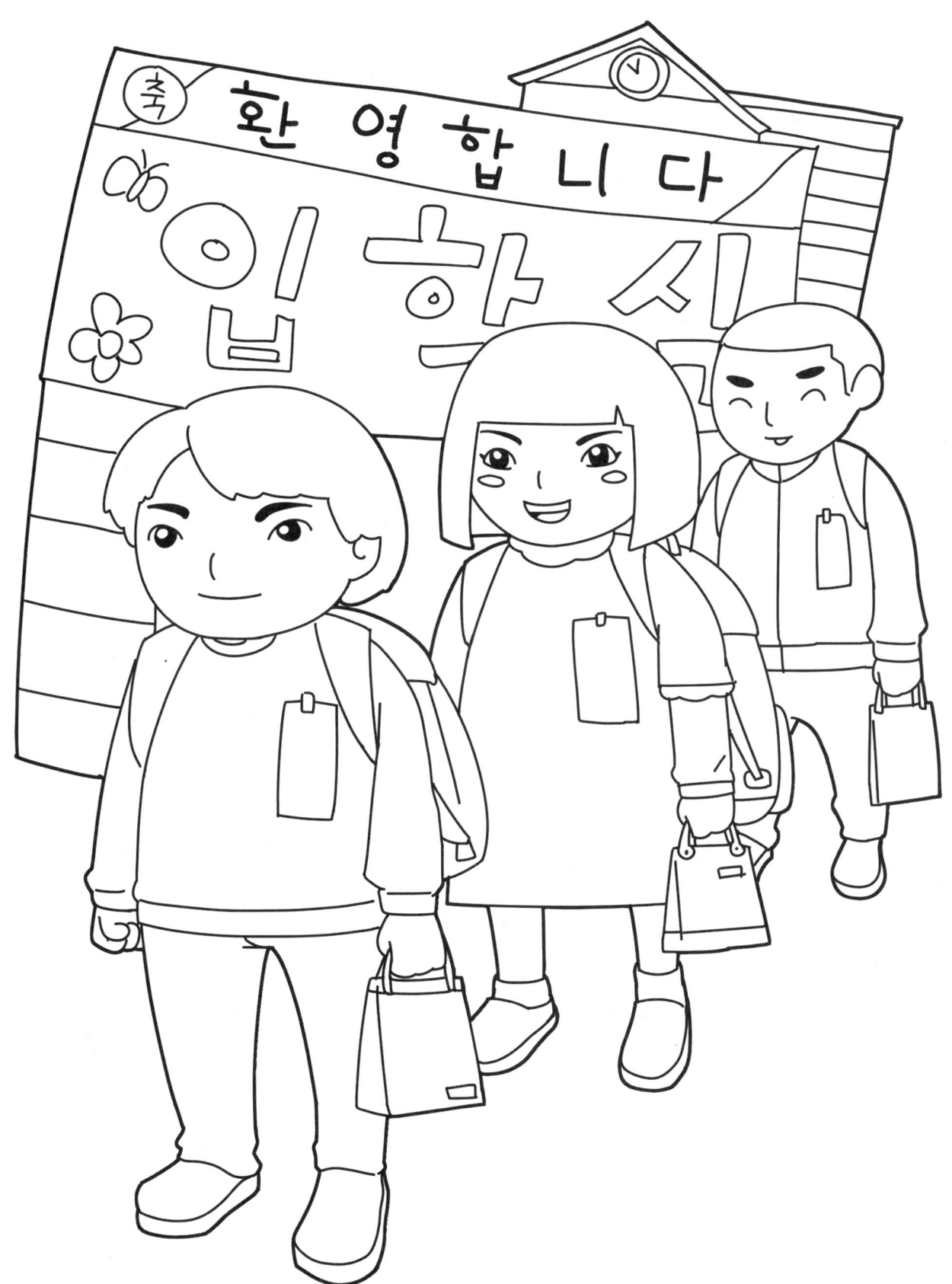

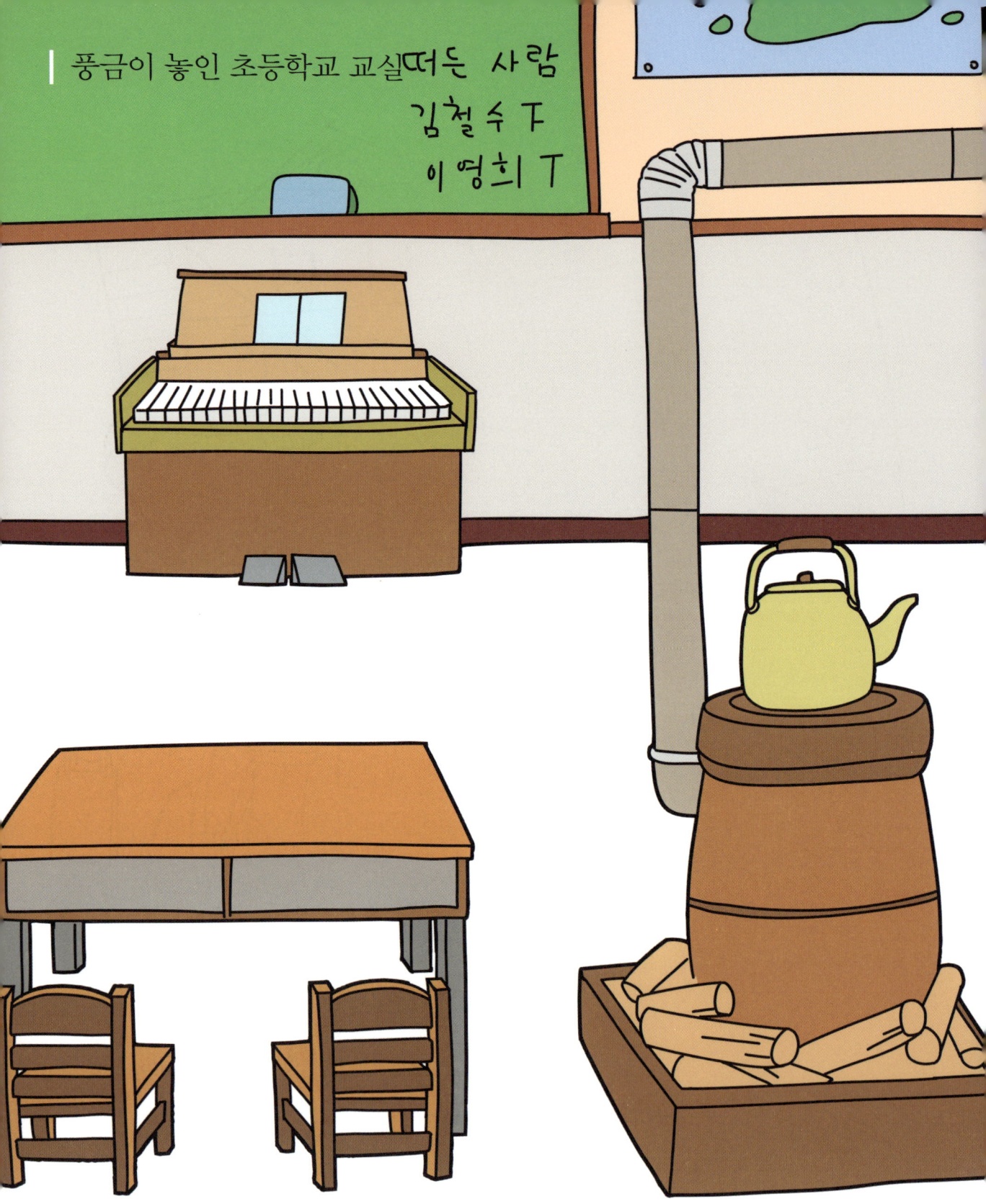

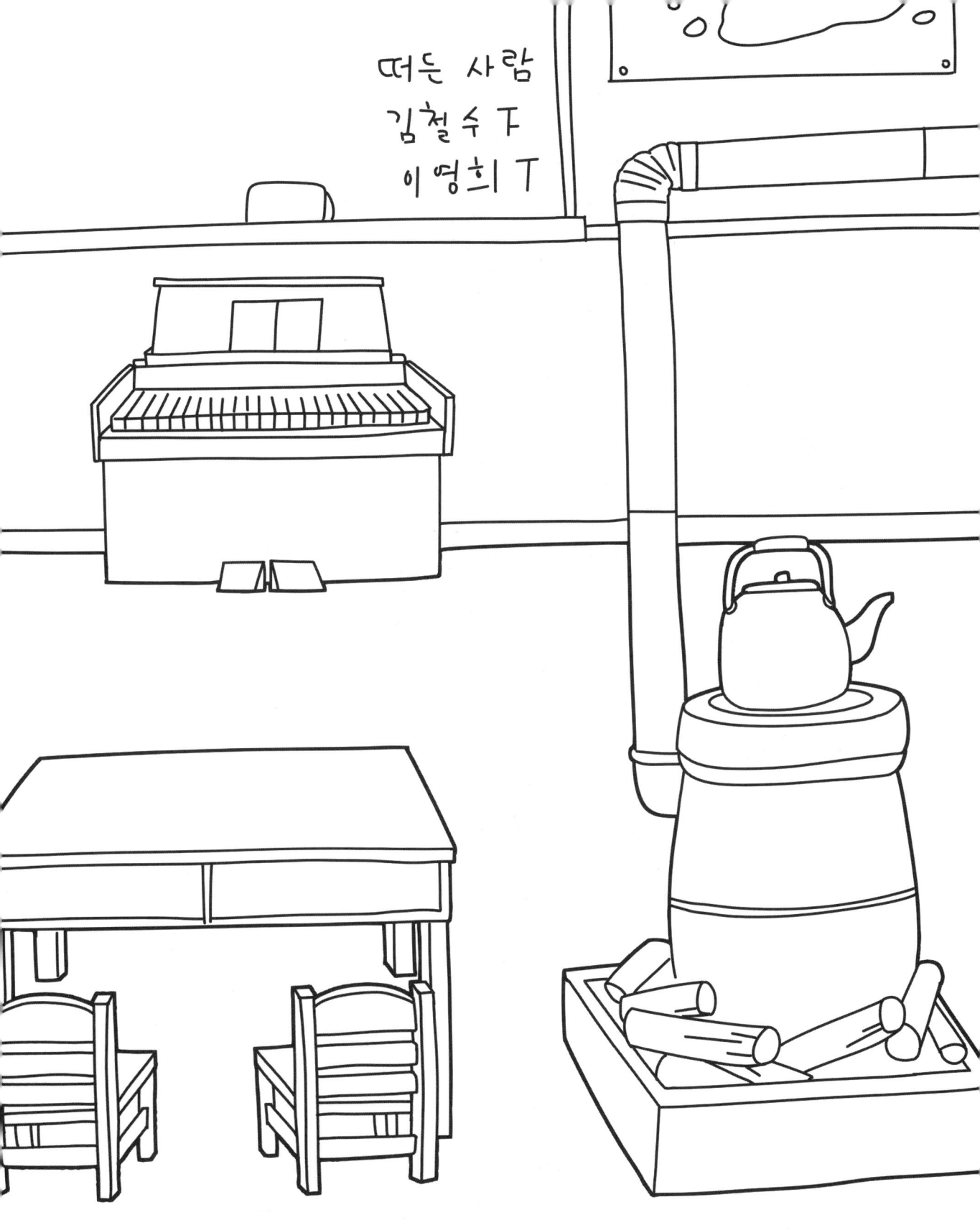

어버이날 행사

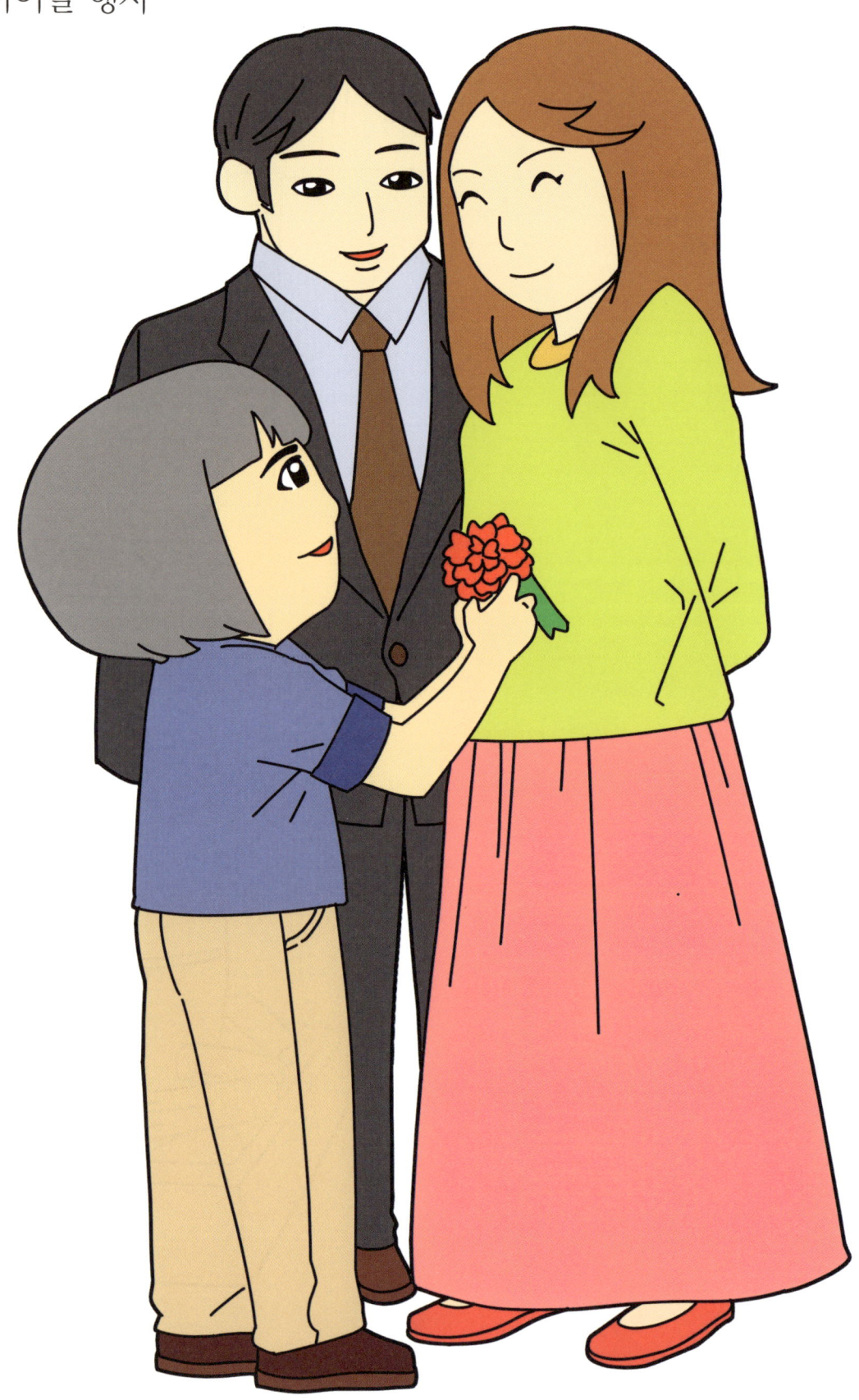

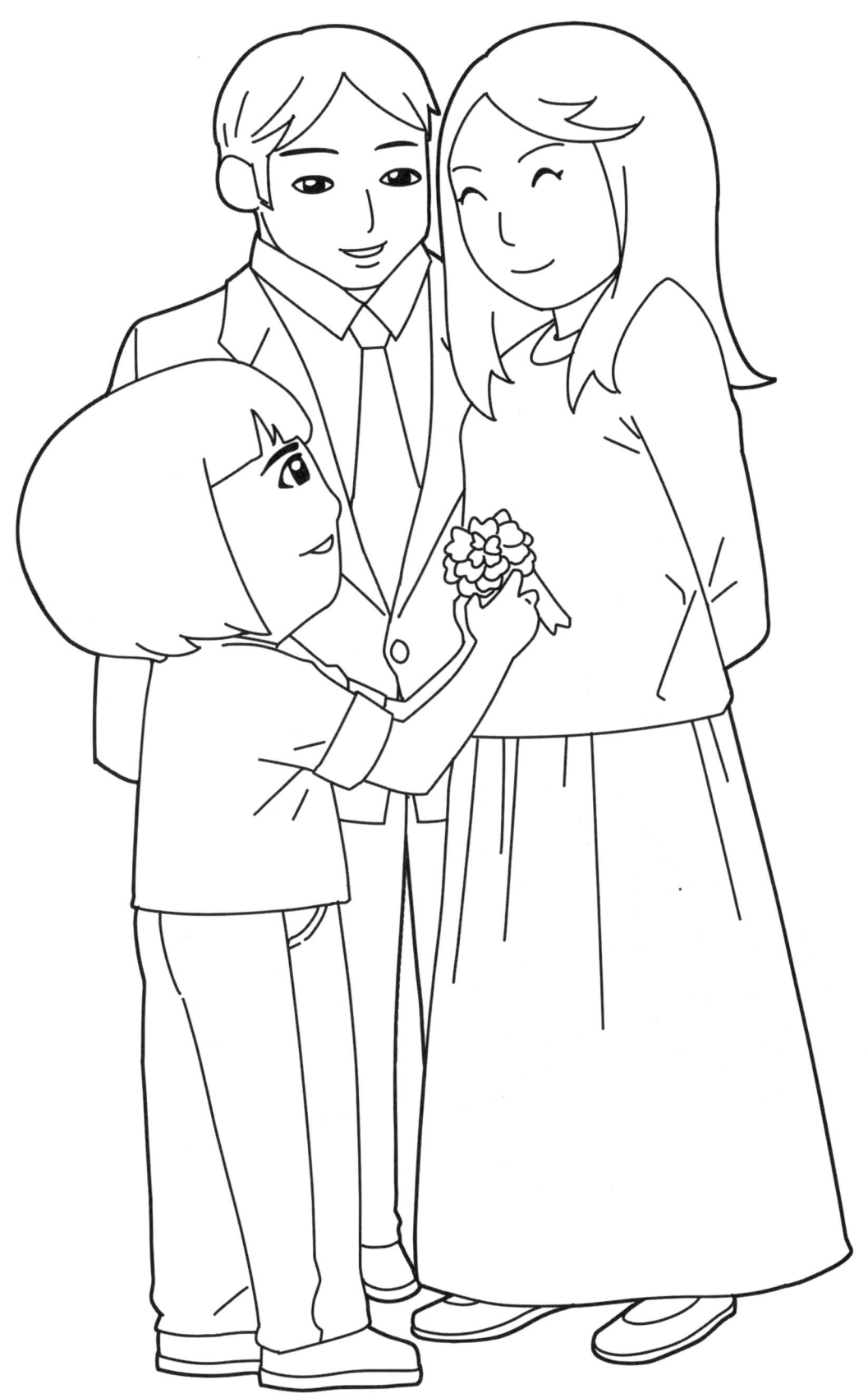

물놀이 해수욕장

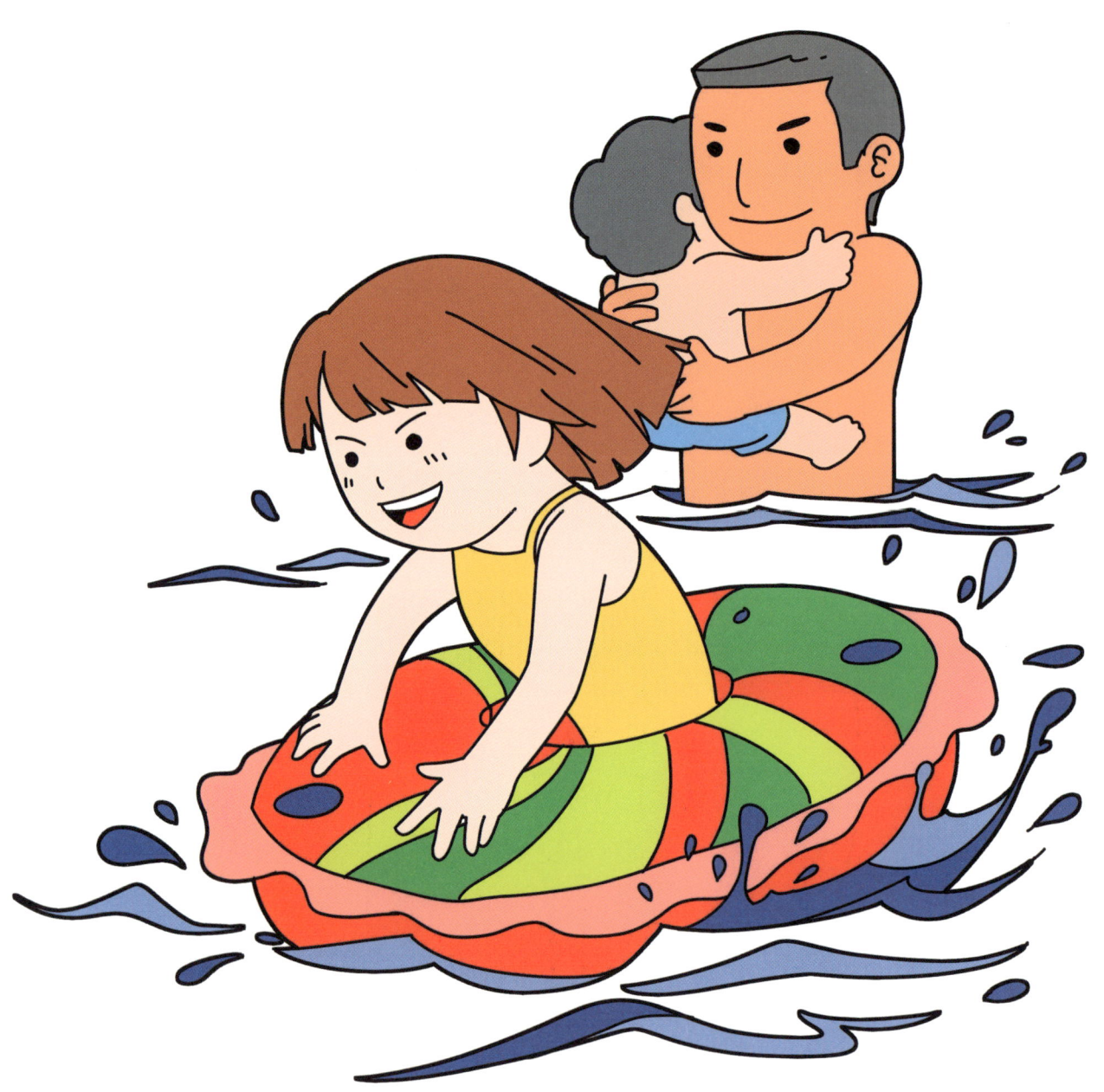

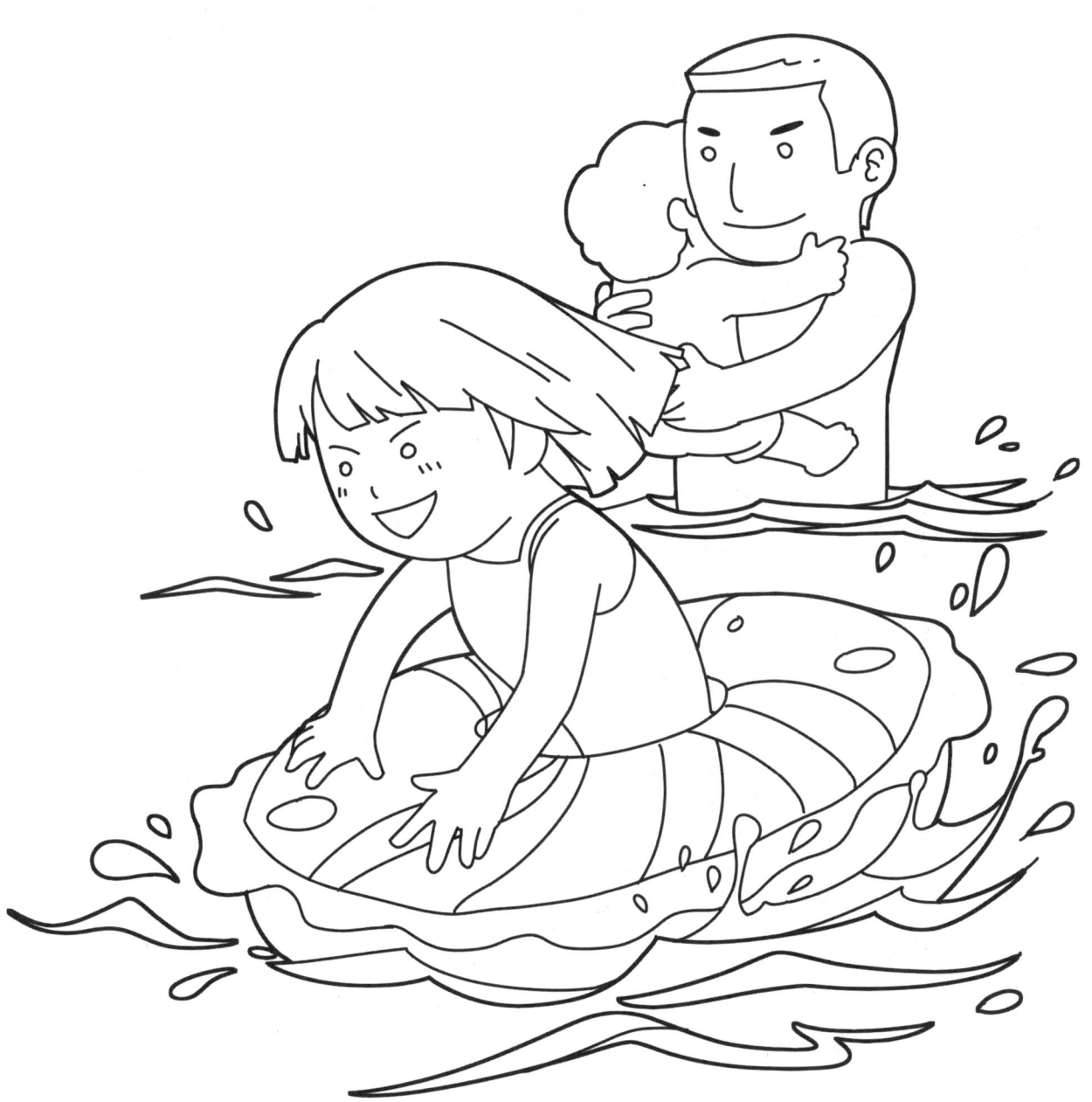

만국기 펄럭이던 운동회날

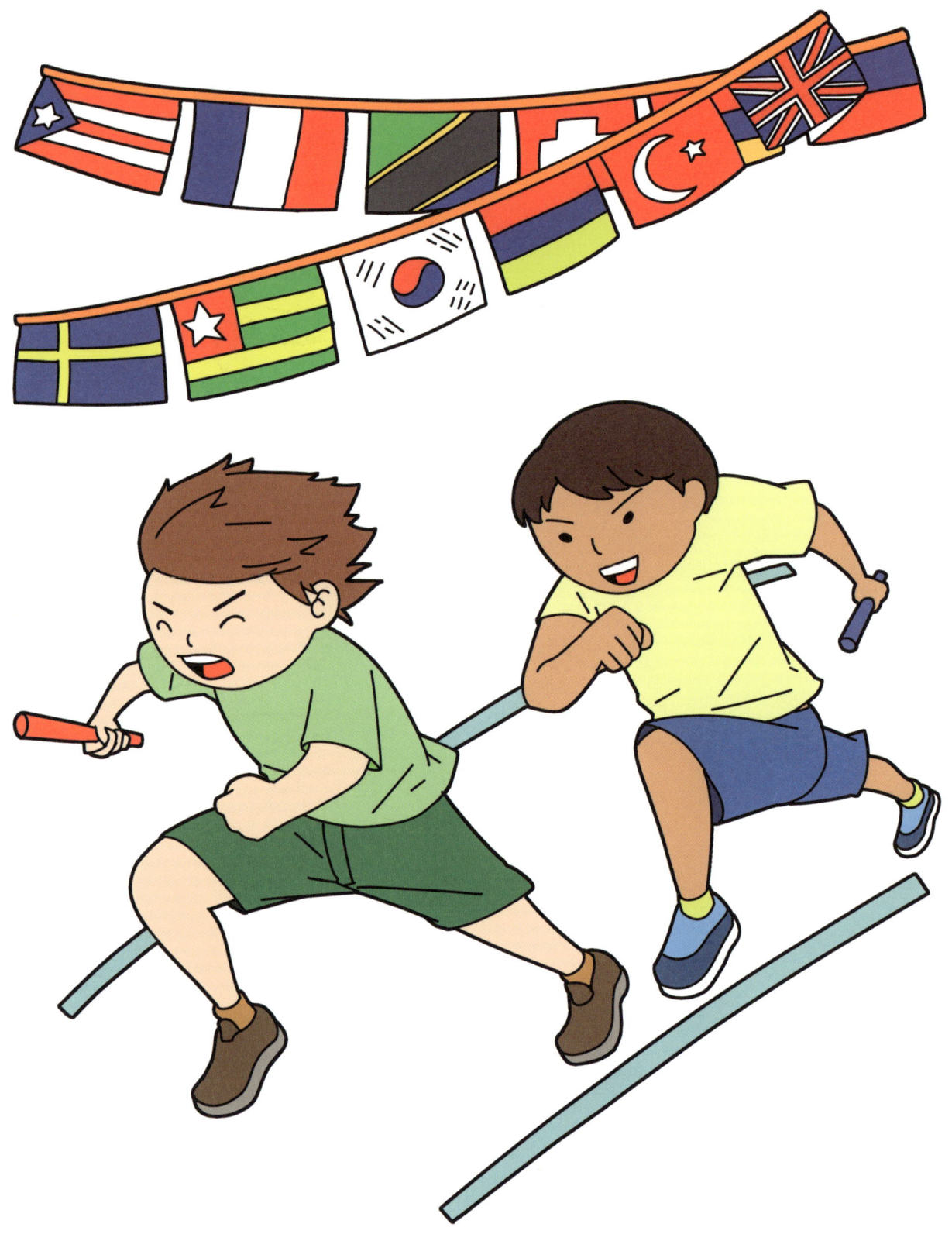

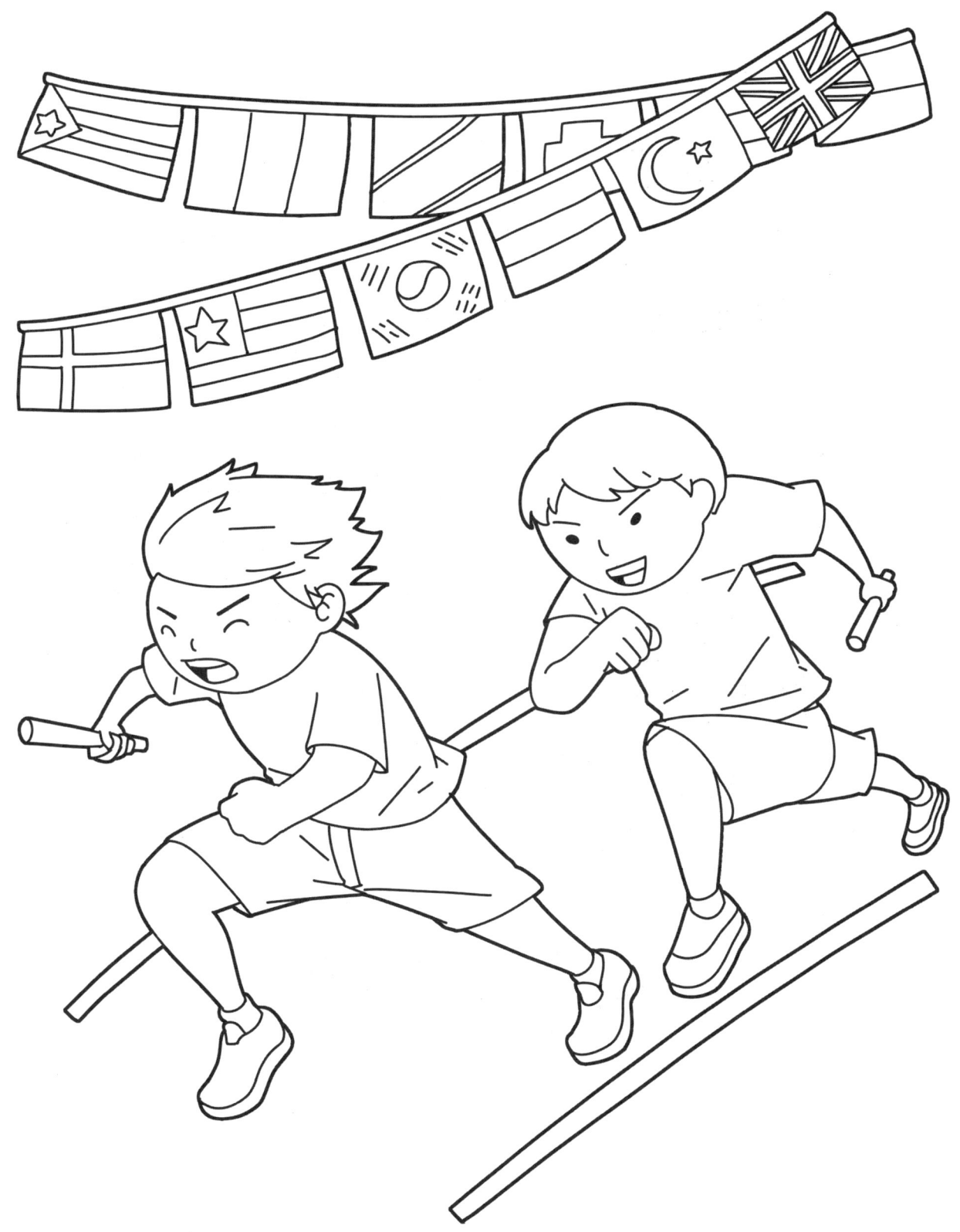

소풍 도시락

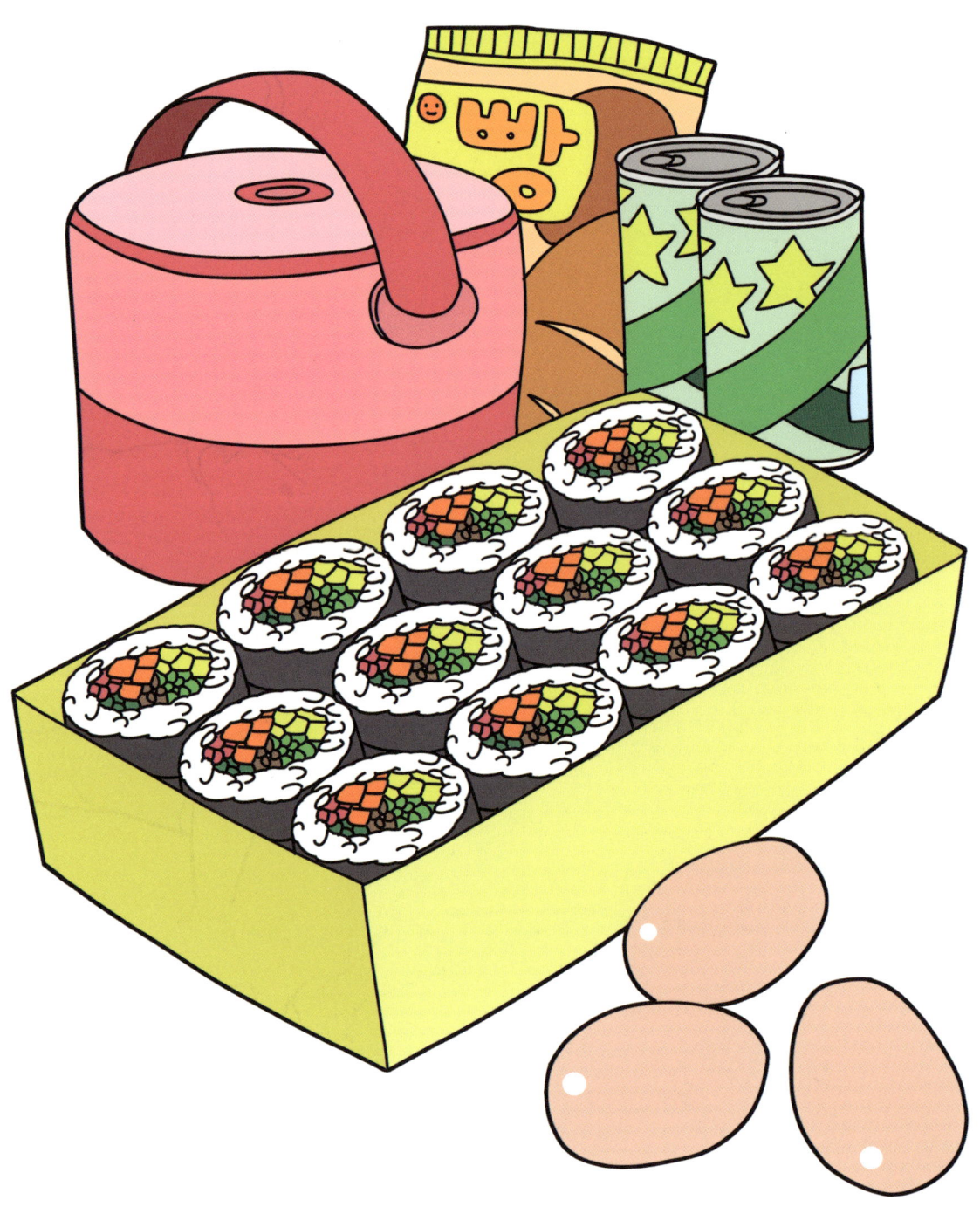

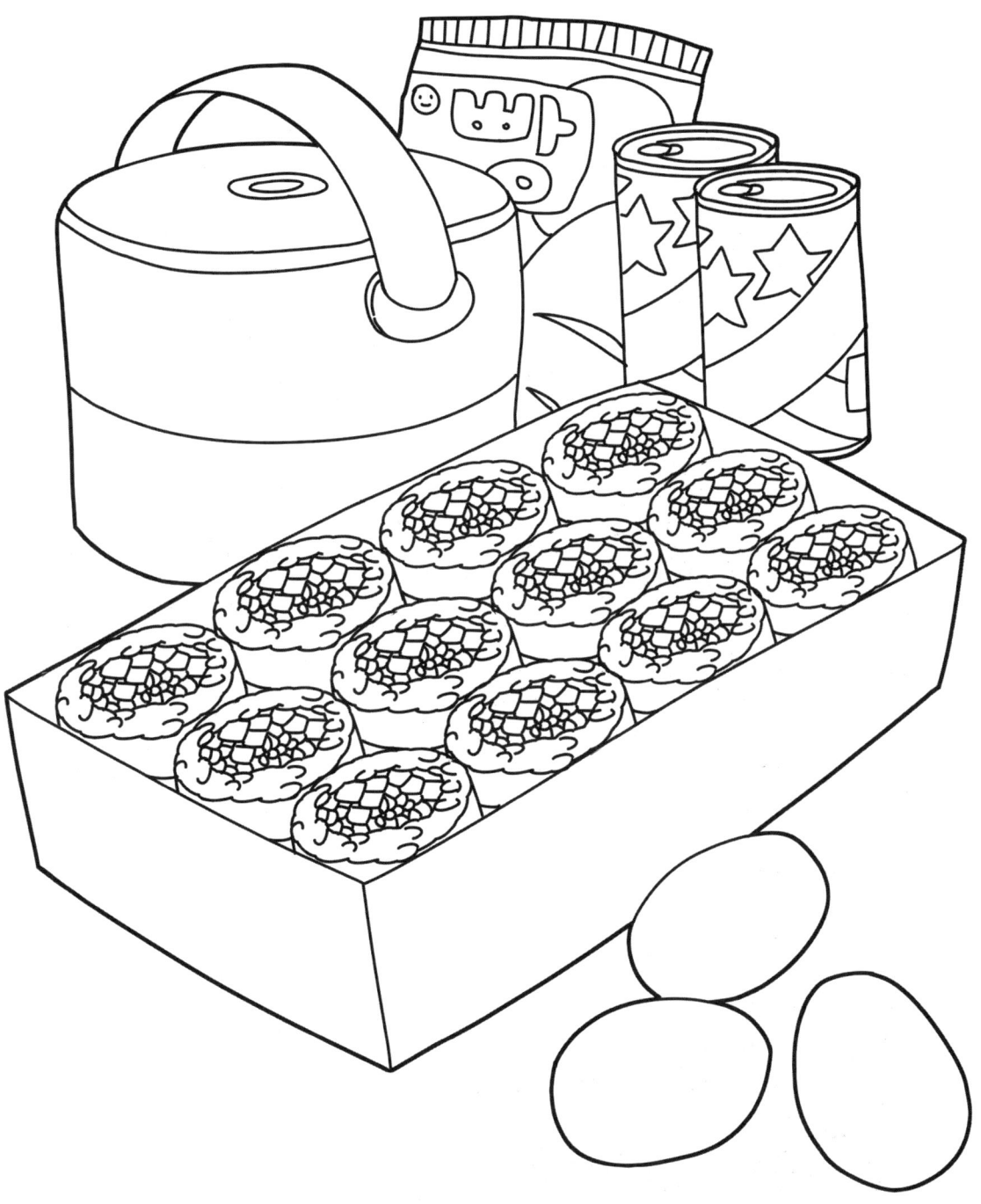

눈사람 만들기

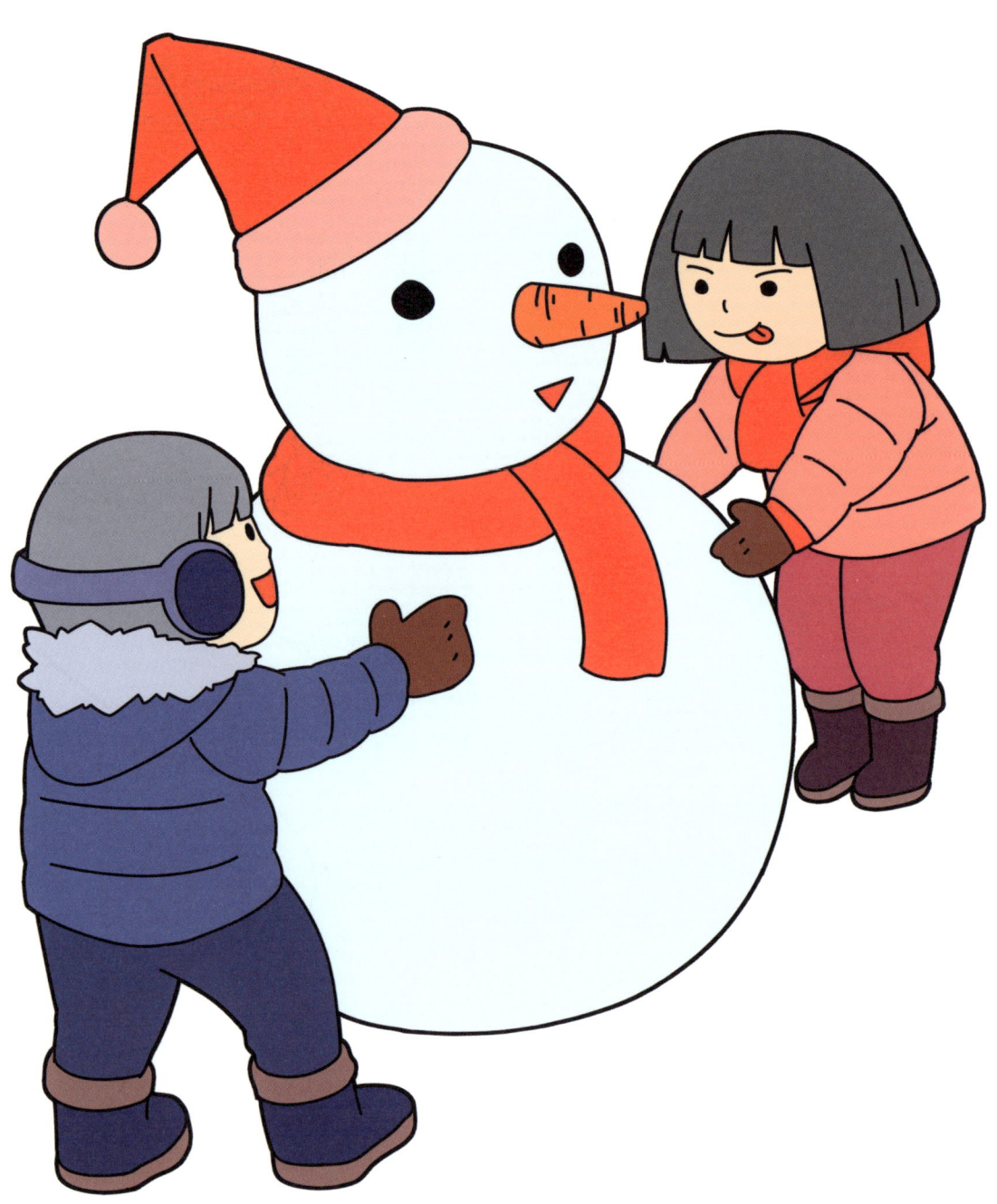

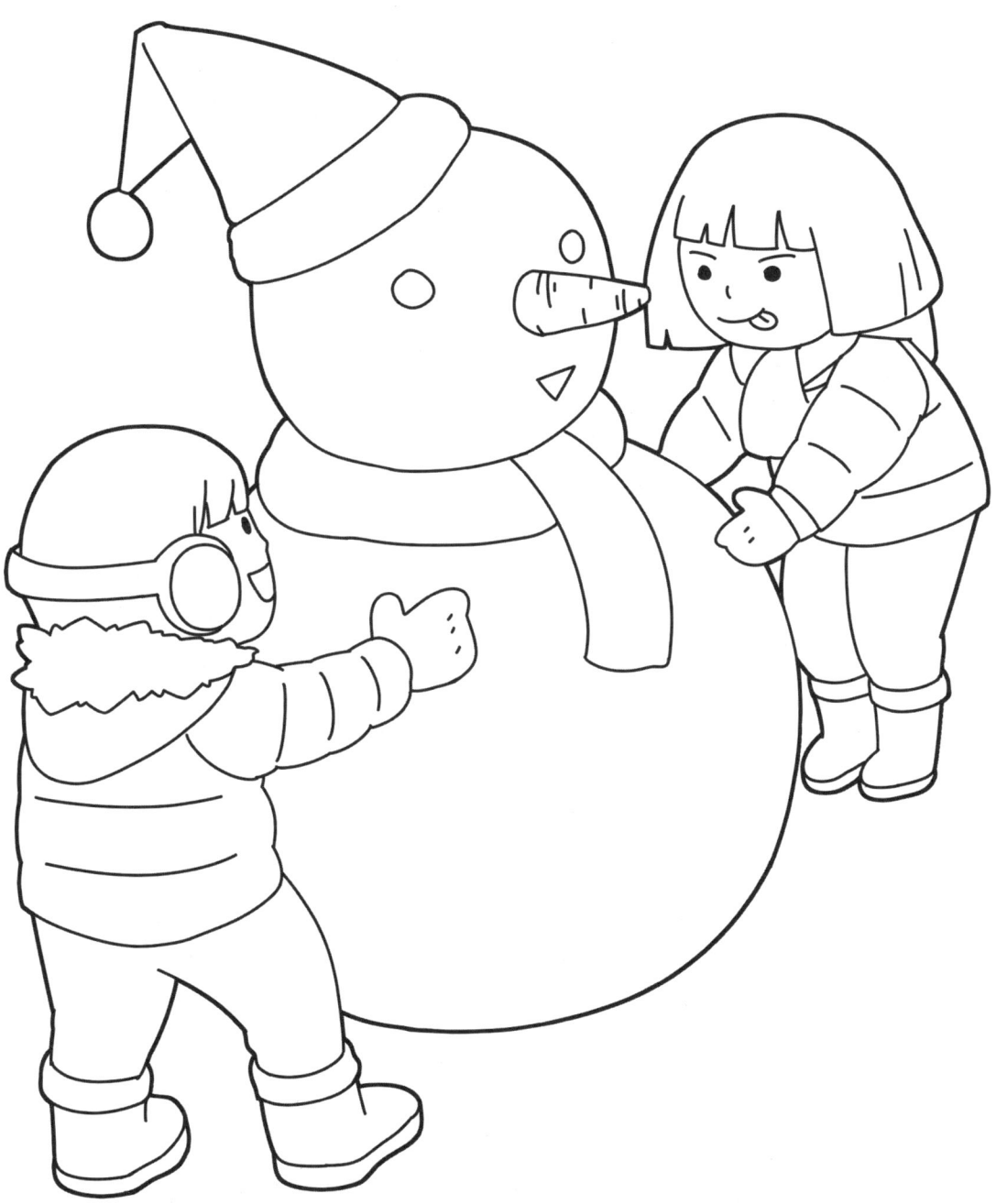

중·고등학교 교복

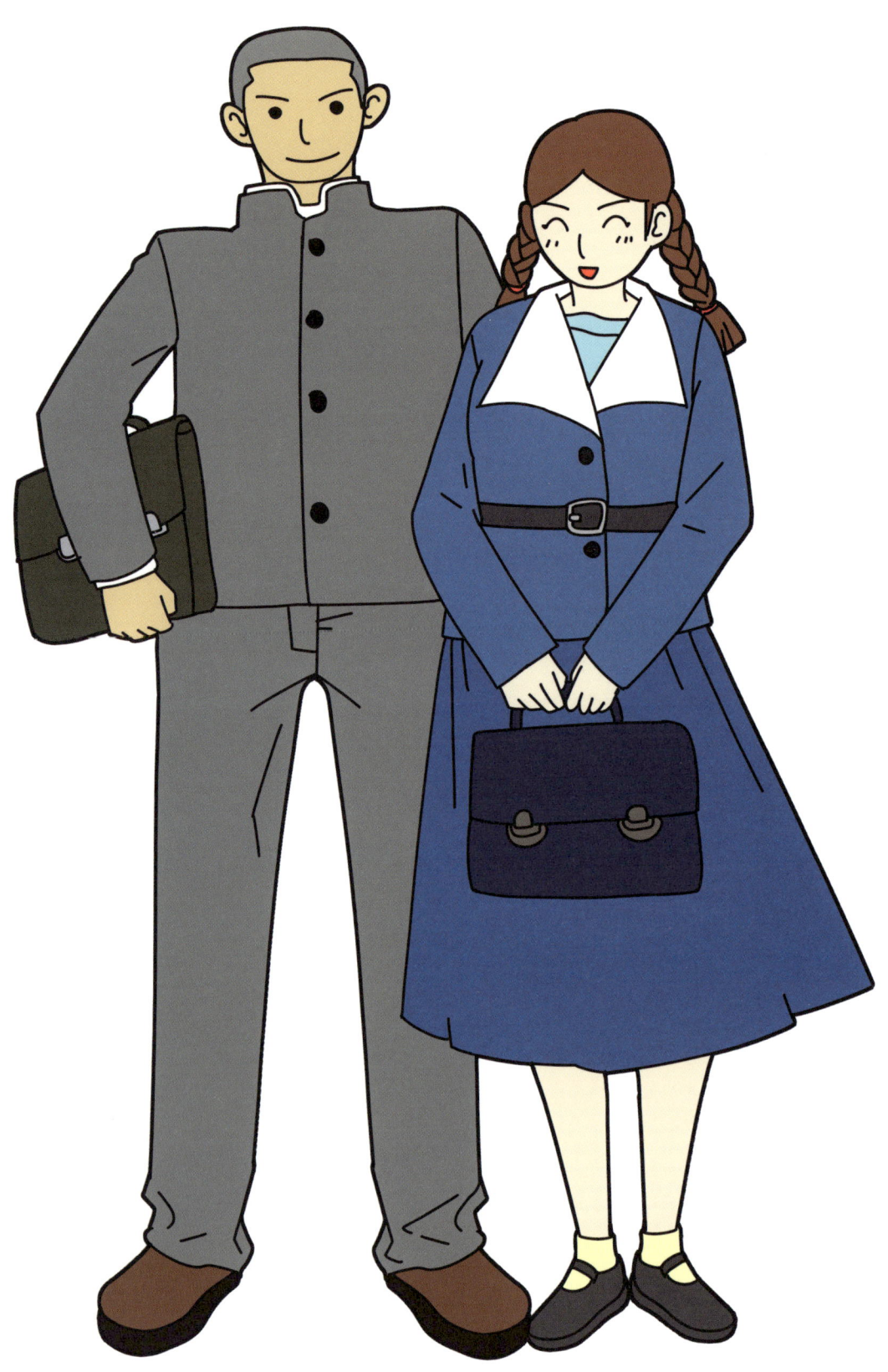

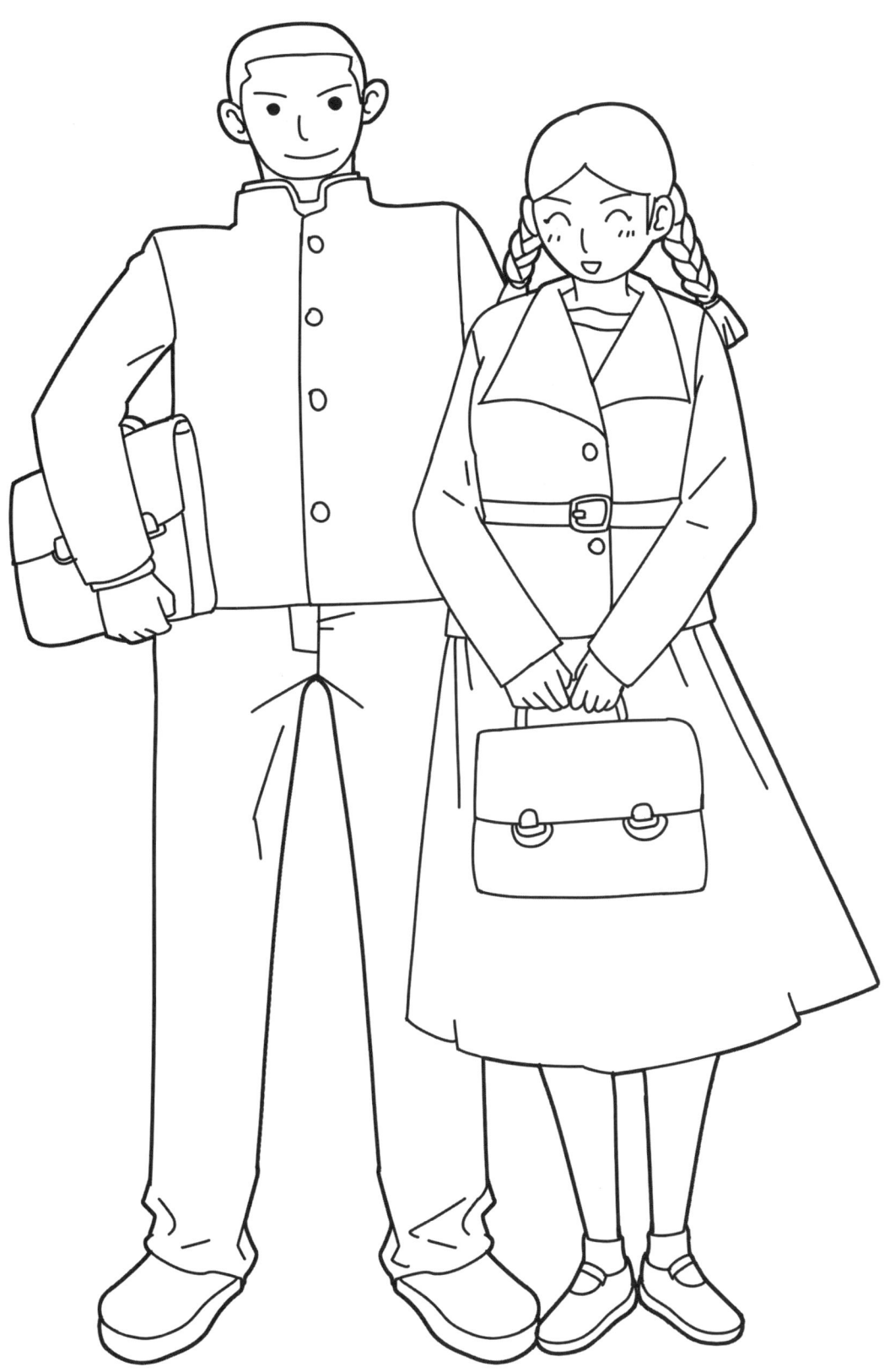

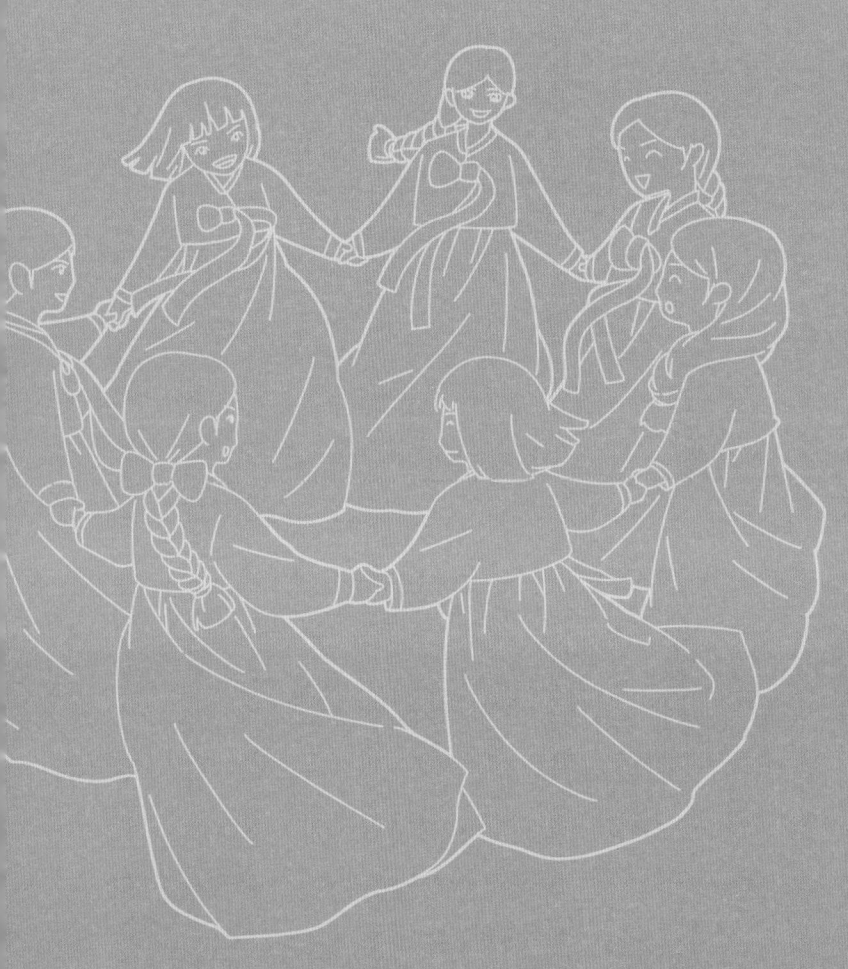

제4장

신나게 뛰놀던 그때 그 놀이

연날리기

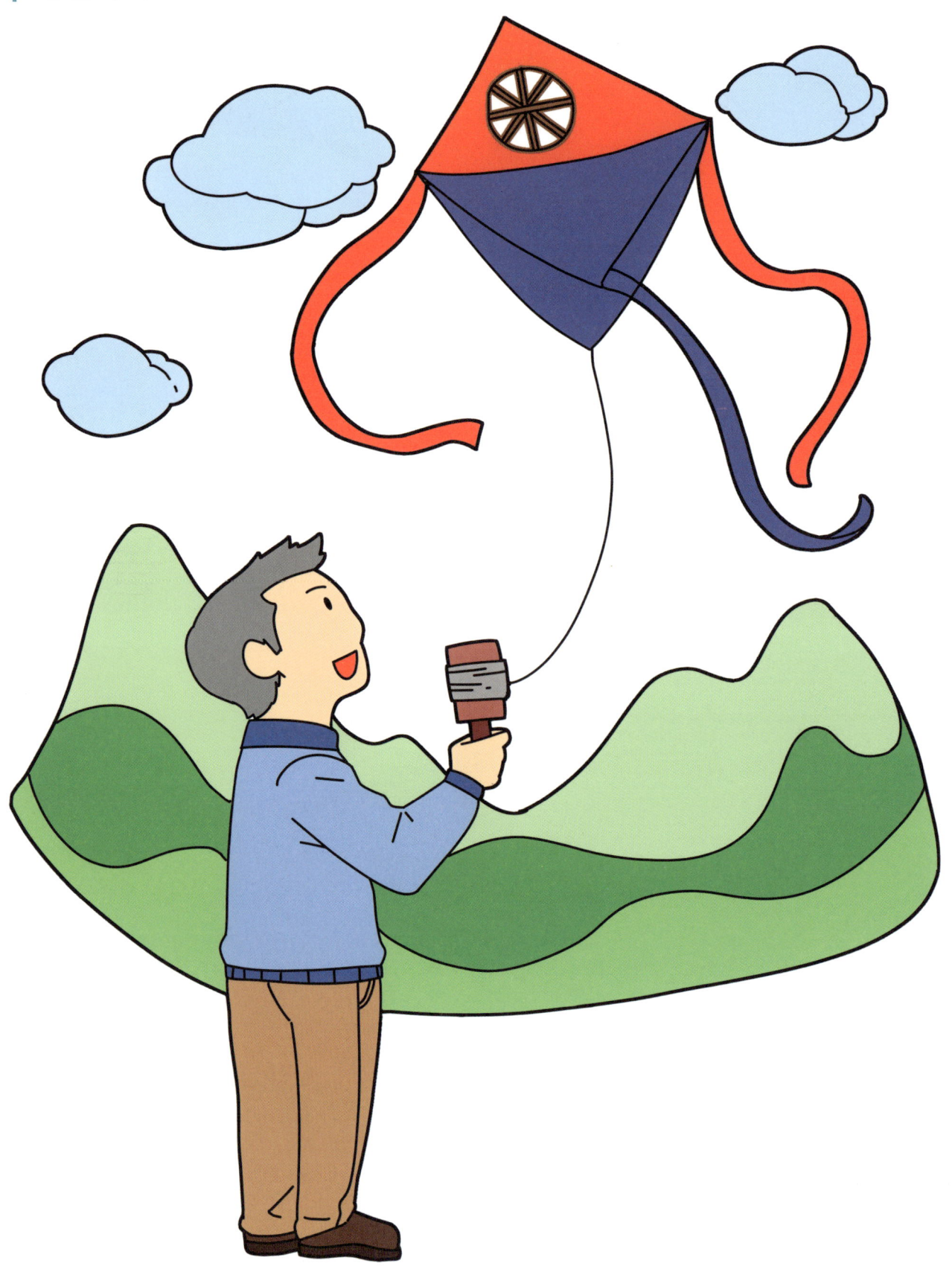

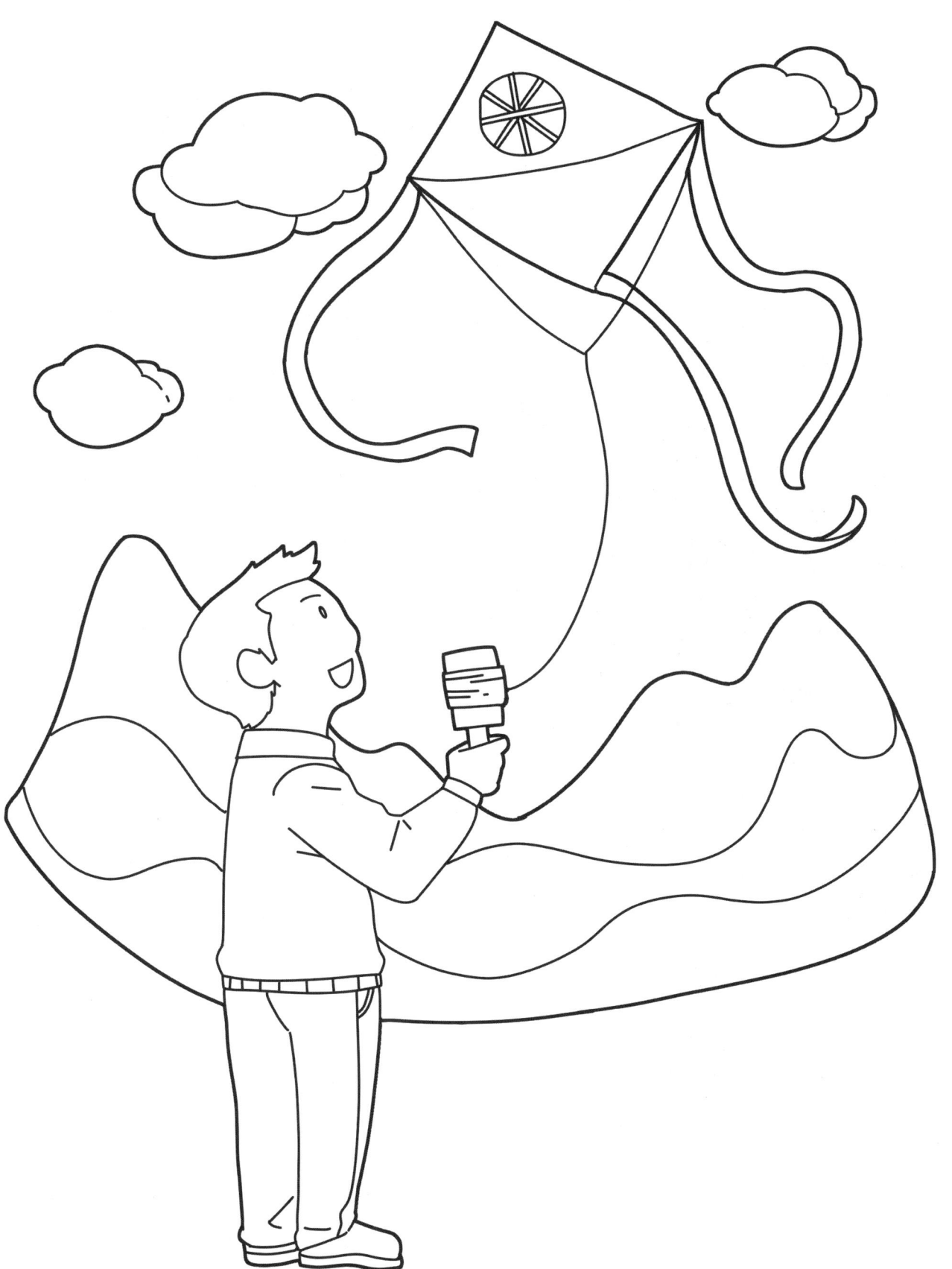

윷놀이

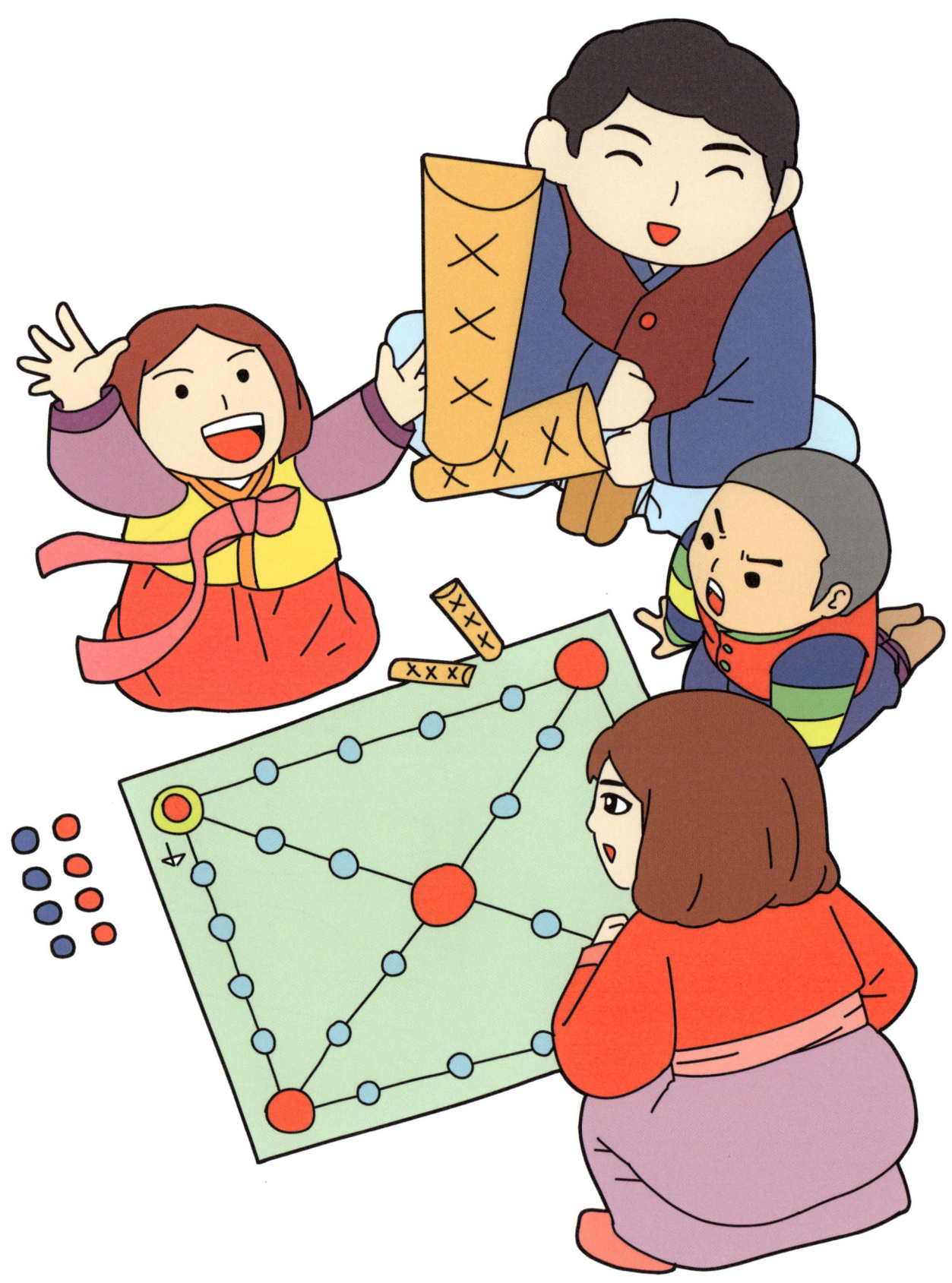

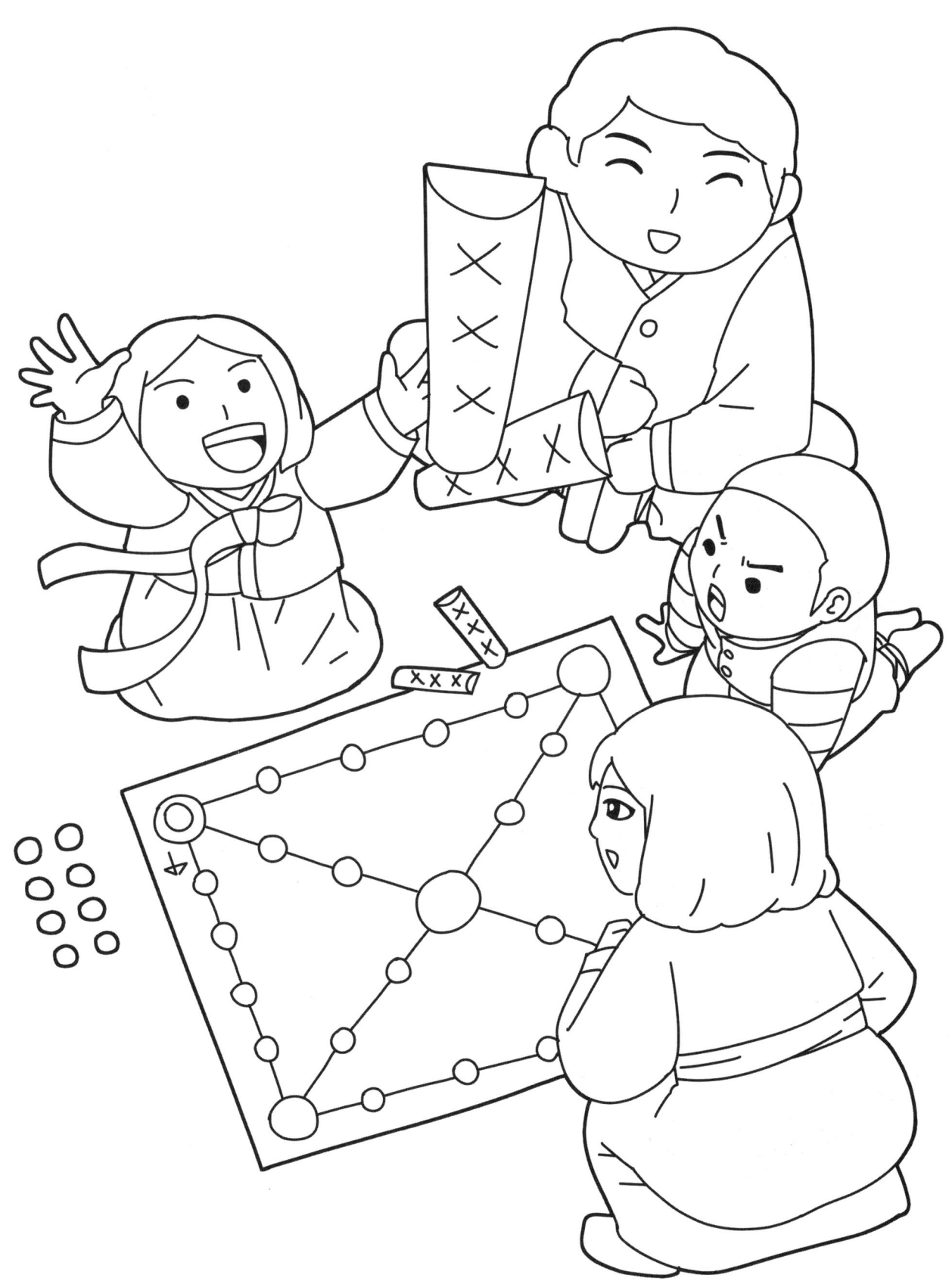

널뛰기

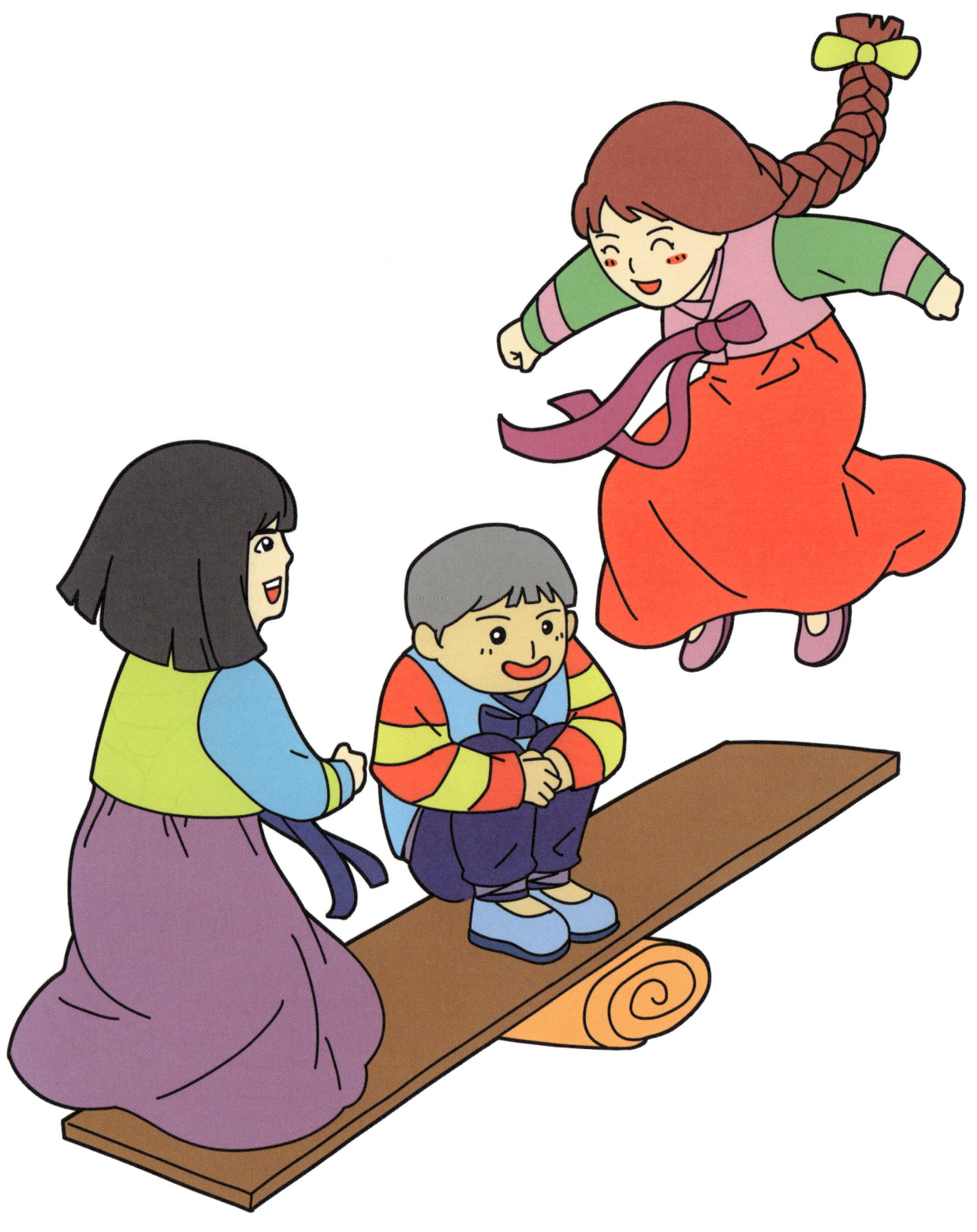

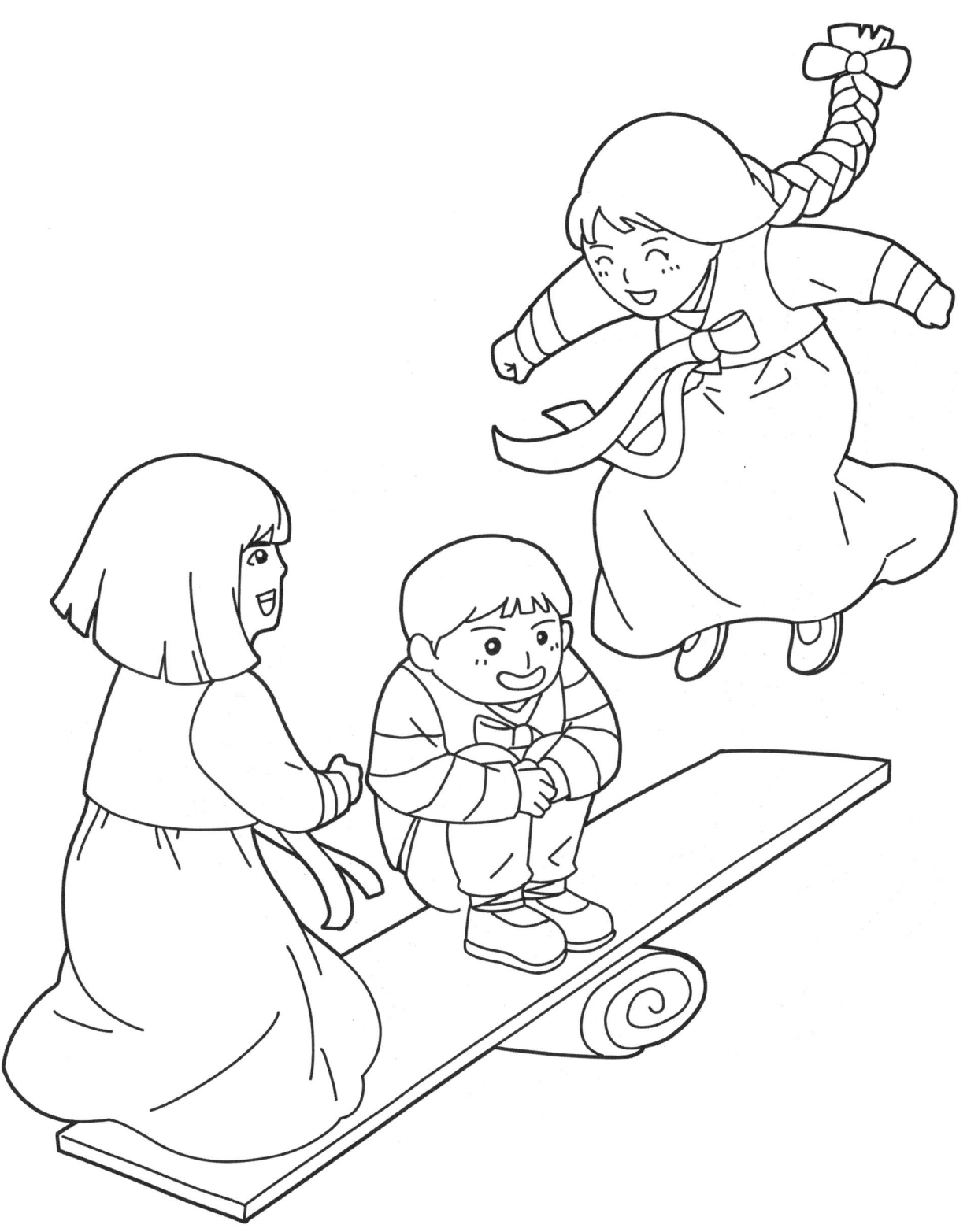

그네뛰기

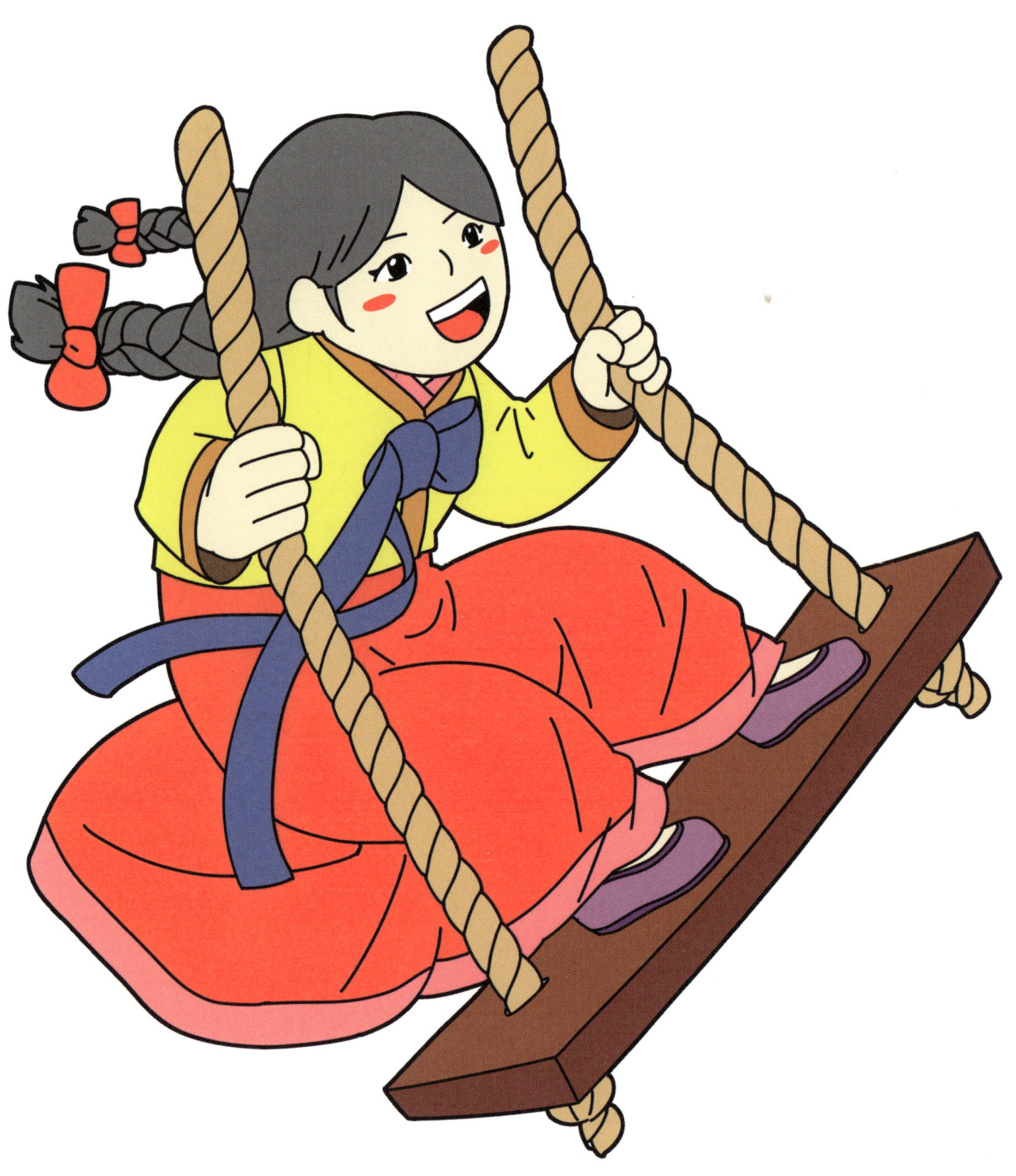

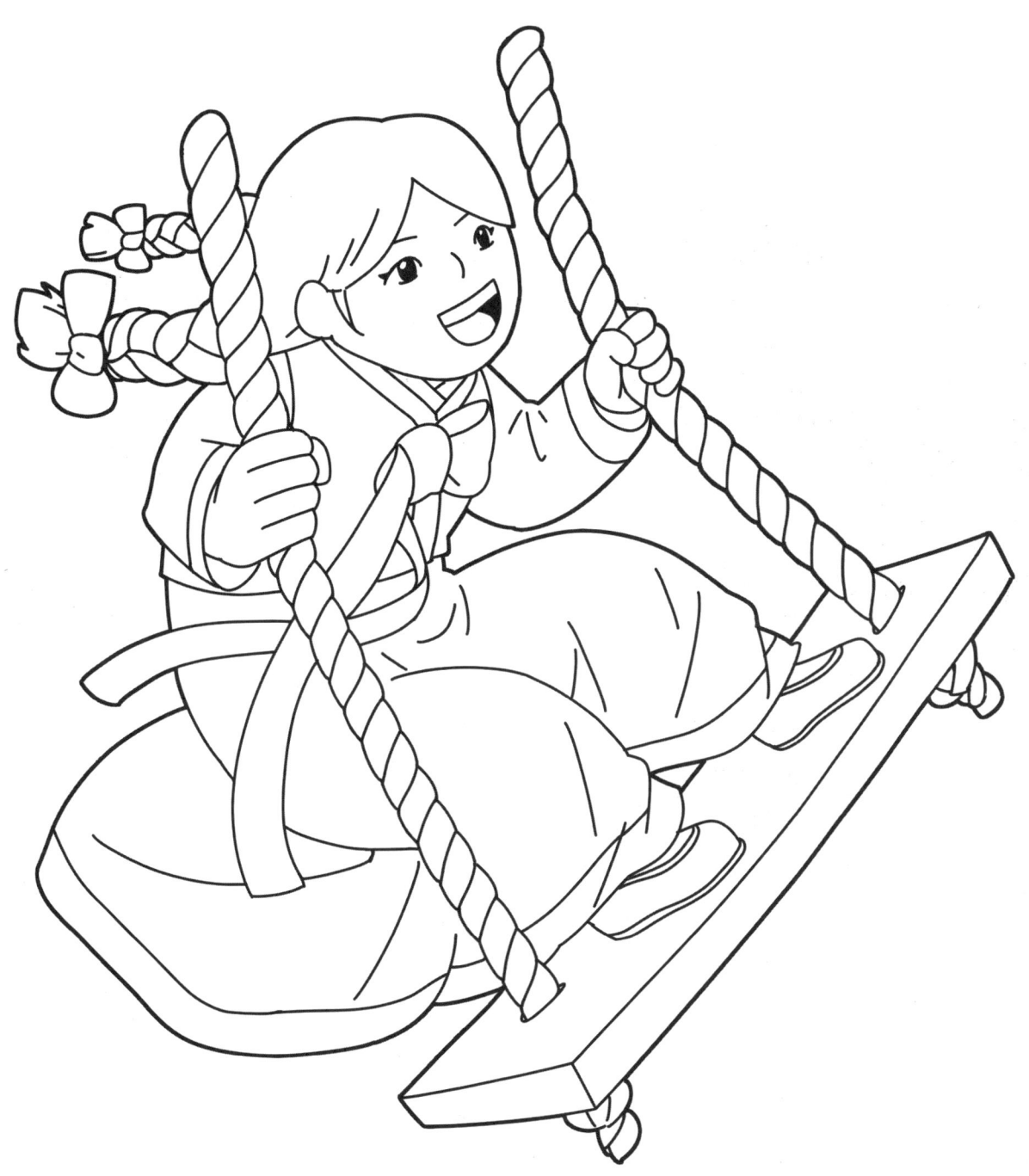

강강술래

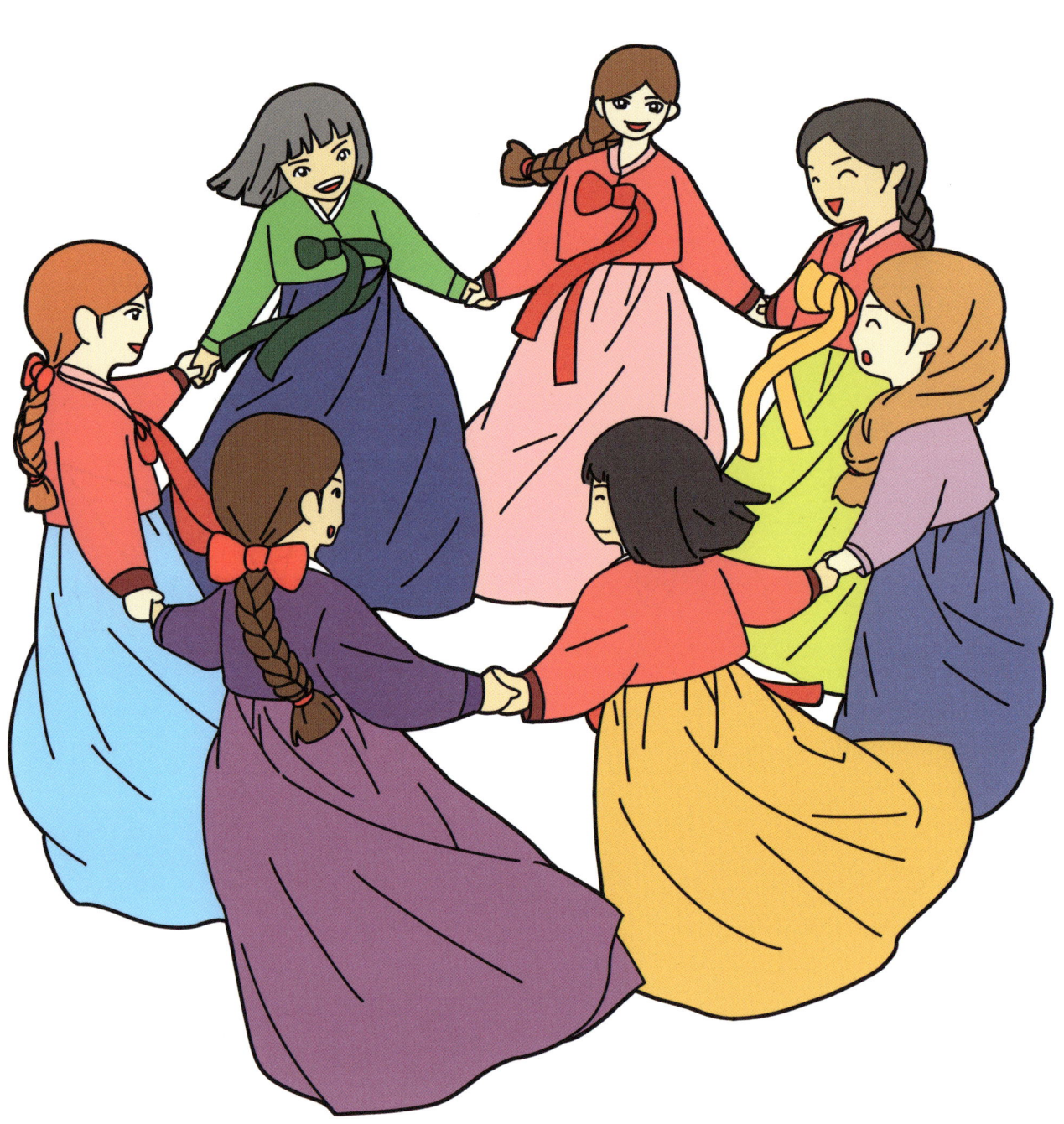

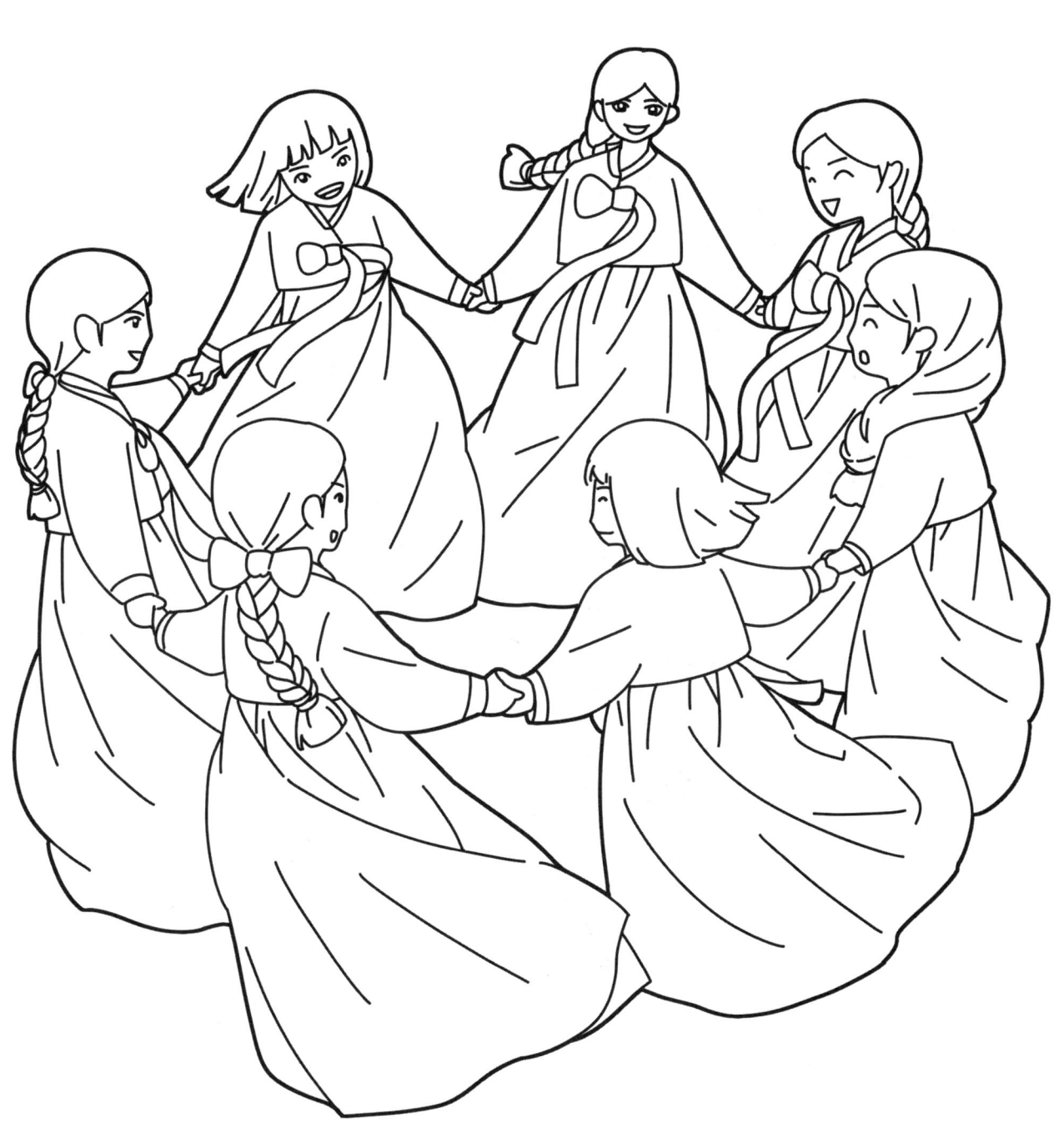

씨름

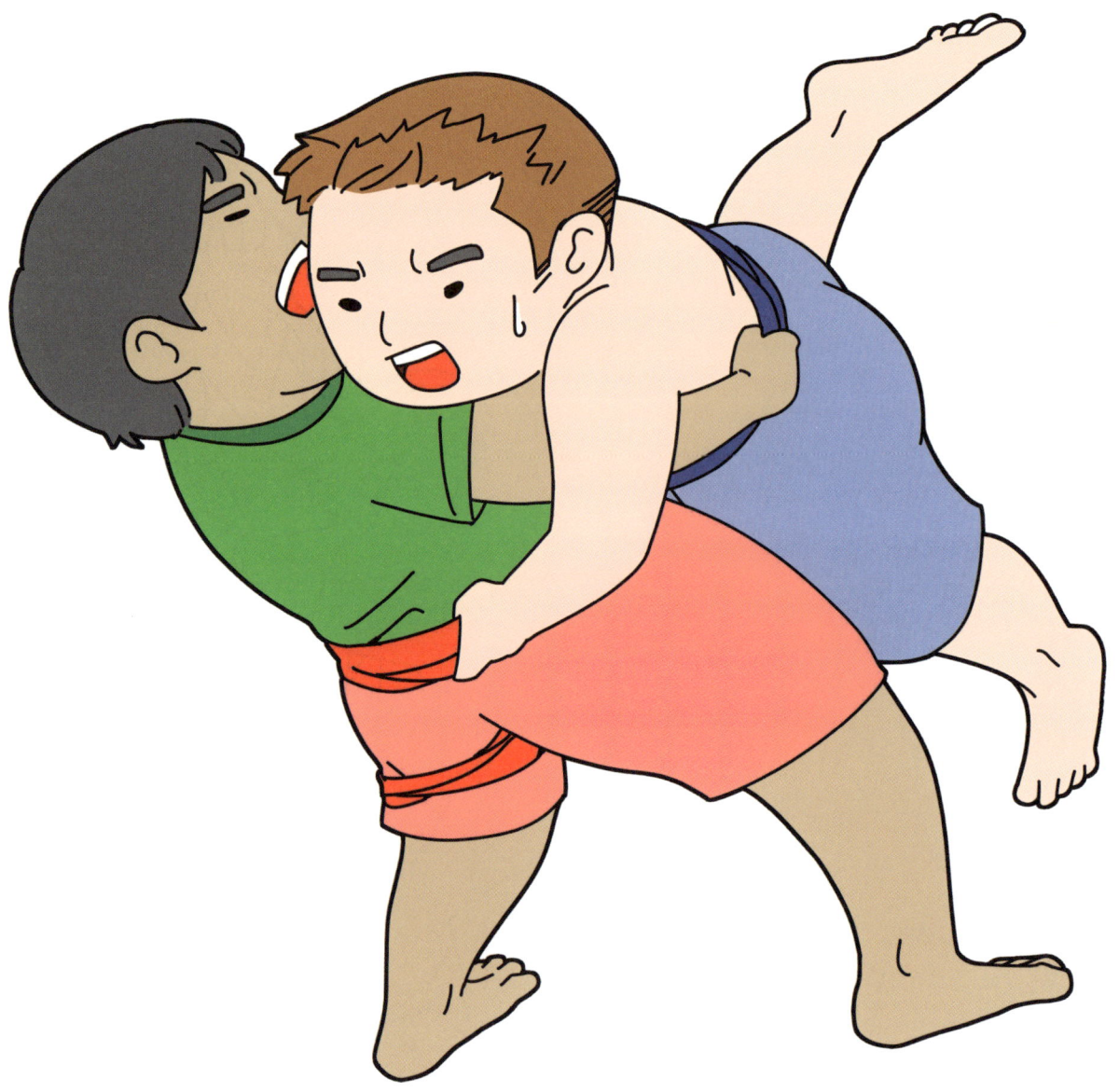

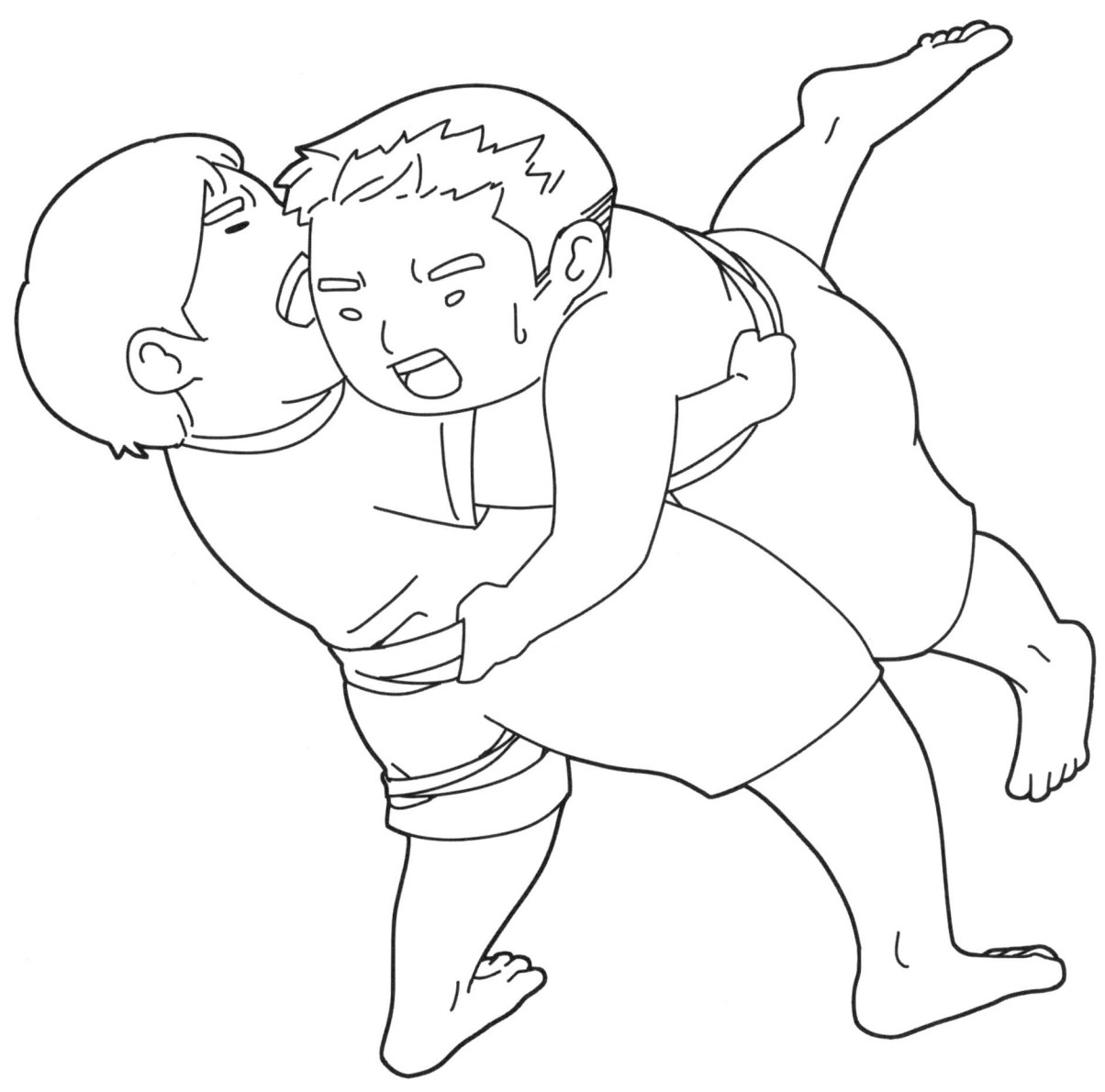

무궁화꽃이 피었습니다

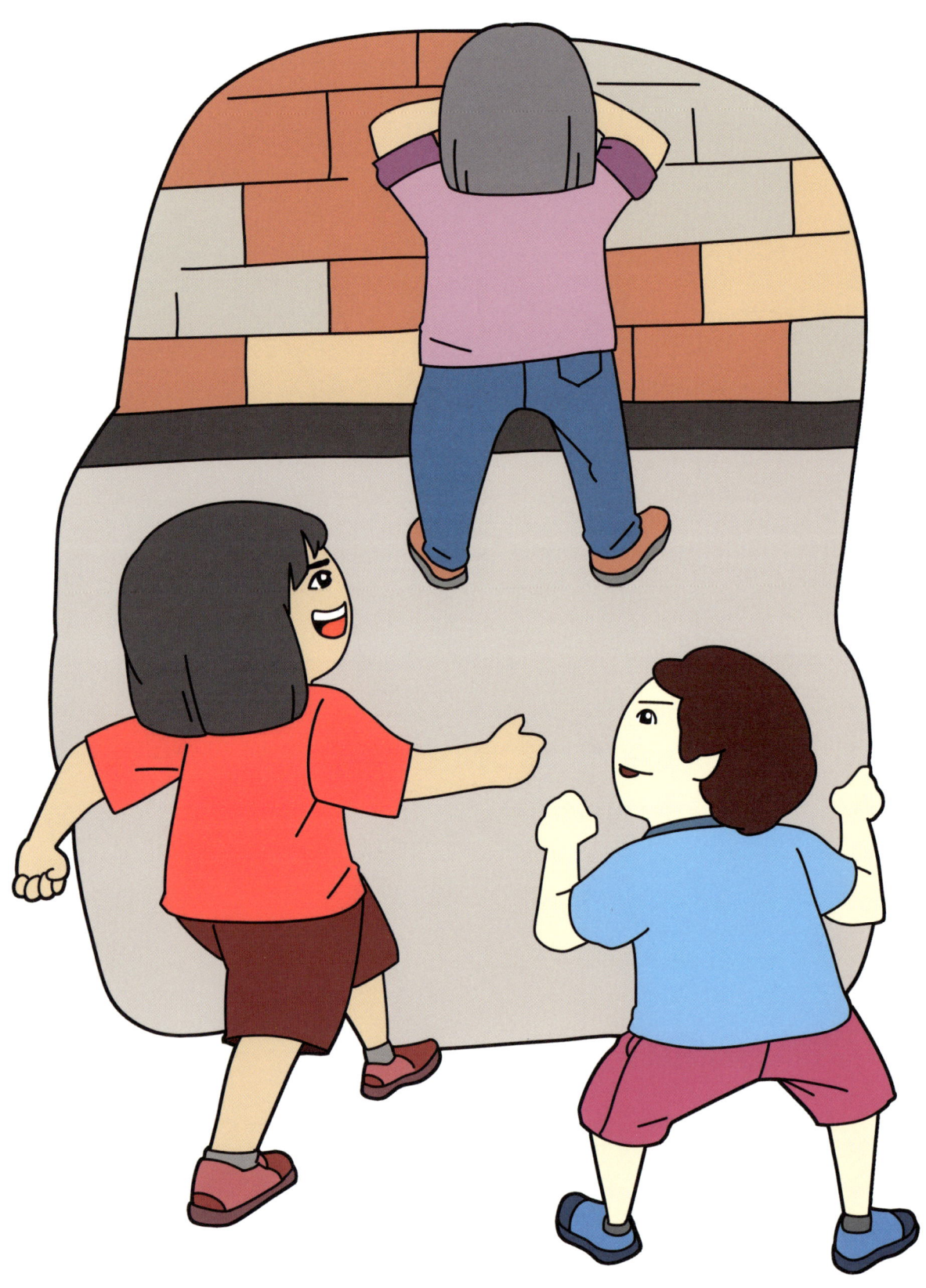

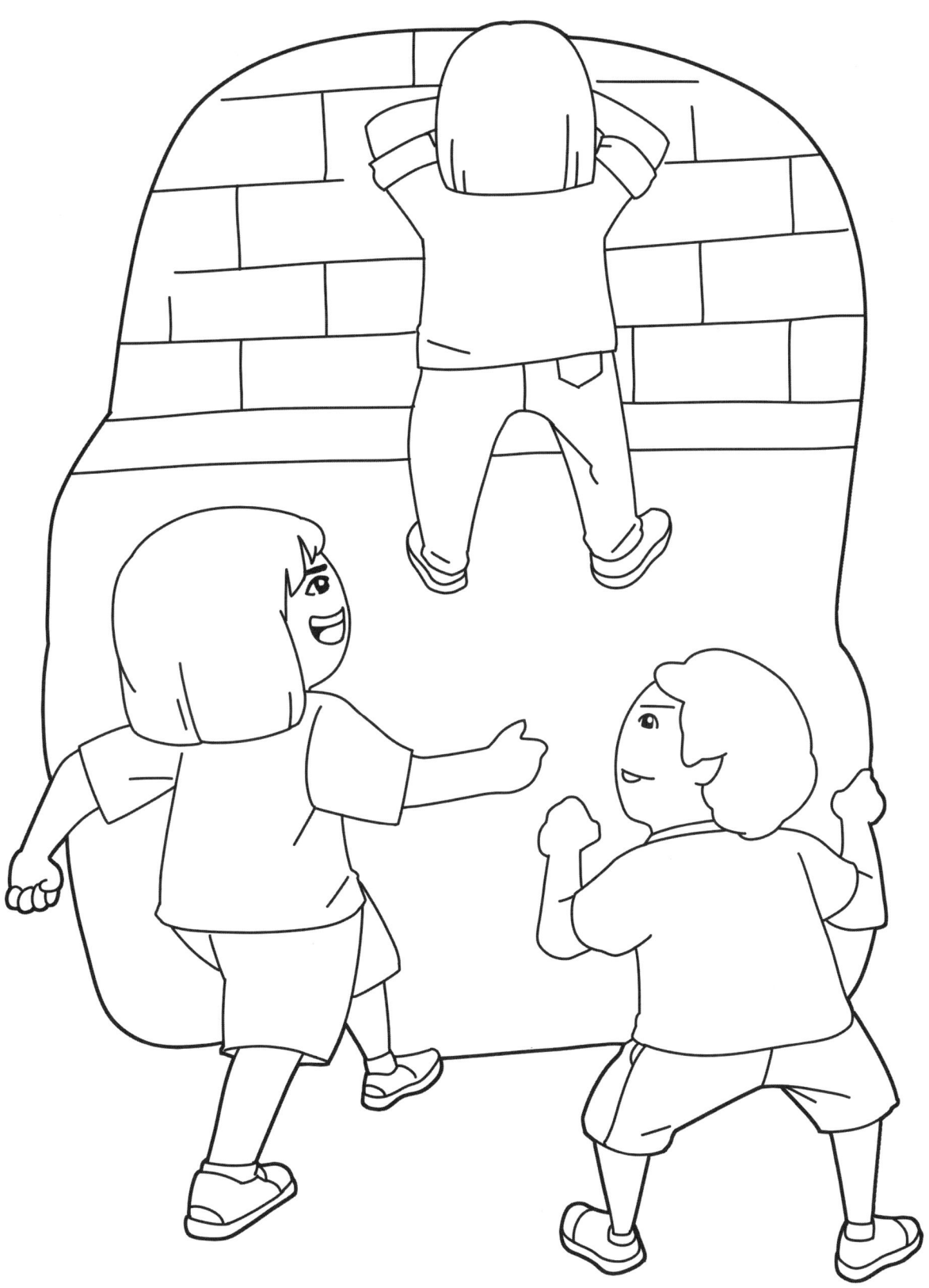

한 권의 색칠놀이를 마친 소감을 글이나 그림으로 남겨보세요.